栄養を逃がさず吸収できる

食べ合わせ
黄金の法則

堀江ひろ子・ほりえさわこ

KODANSHA

はじめに

元気だけがとりえの堀江ひろ子です。後期高齢者ですが、毎日楽しく生活しています。今は６歳年上の主人と、娘、孫二人と一緒に暮らしています。３年前まで近所に１００歳を過ぎた父がおり、すぐ近所に息子家族も住んでいたので、夕食は皆が集まって毎日にぎやかでした。父は１０６歳で亡くなり、息子たちも車で10分の所に居を構えましたので、今はすっかり静かになりました。

我が家は、長寿家族。父は１０６歳、母は94歳、母方の祖母は92歳、曾祖母は91歳と長寿で、主人の方も両親ともに92歳で亡くなりました。

「人間の体は、食べたものでできているのは間違いない」と思います。体調を整えるのに、両親も私達もいわゆるサプリメントは取り入れたことはありません。もちろんこの年ですから数値が基準より高めなものもありますが、これ以上は上がらないようにと思いながら、体にやさしい美味しいものを意識して楽しく食べるようにしています。最近は冷凍食品やレトルトなどもとても便利になっています。自分でできないときは上手に選んで利用してもいいですね。

あまり難しく考える必要はありませんが、体に必要なものを食べないと、きっと体も心もしぼんできます。

面倒なこともあるでしょうが、体は食べた物でできています。一回に食べられる量には、限りが出てきます。3食しっかりバランスよく食べることを楽しみましょう。

私自身は、家の中で、一日中立ち仕事をし続けても今のところ疲れるということはほぼありませんが、運動不足であることは自覚しています。

喜寿のお祝いに、万歩計のついた時計を頂いたので、毎日歩数が足りないのをすごく意識するようになりました。今までついつい車で行っていたところを　だいぶ歩くようになりました。私にとってはすごい進歩です。

わたしは自他ともにみとめるポジティブな性格です。体が元気だと心も元気なのか、心が元気だから体も元気なのかはわかりませんが、この本が食べることで心も体も健やかに、笑顔で過ごす食生活のヒントになればうれしいです。

堀江ひろ子

もくじ

PART 01
栄養吸収の黄金の法則

PART 02
免疫力アップのおかず

PART 03
筋力アップのおかず

PART 04 骨密度アップのおかず

PART 05
認知力アップのおかず

PART 06

堀江家の定番おかず

この本のルール

- この本では材料をカップ1は200mℓとして計量しています。
- 電子レンジの加熱時間は600Wを基準にしています。500Wなら1.2倍の時間にしてください。機種により加熱時間が多少異なるので、取り扱い説明書に従い、加熱してください。
- しょうゆ、塩は市販の全国どこででも買えるものを使用しています。
- オリーブオイルはエクストラヴァージンオイルを使用しています。

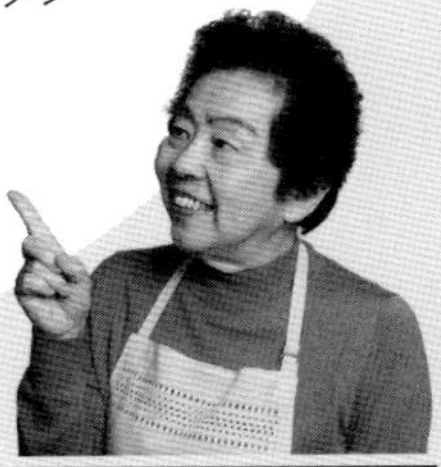

堀江家おすすめ！
あると便利な調理道具

家庭料理は手早く簡単に作れることが大切。堀江家の料理作りに欠かせない、作業効率をあげる調理道具をご紹介。数ある調理道具を試して残った精鋭たちです。

❶シリコン製の穴あきたまじゃくし。小さなざるがわりに使えて便利。**❷おたま**は「無印良品　シリコーン調理スプーン」。炒めたり、汁ものをよそったり、サーバーとしても使用。❸シリコン製の**菜箸**。揚げ物をしても先端に衣がくっつかず作業しやすい。❹木べらがわりにも使える**スパチュラ**。我が家で使っているのは「無印良品　シリコーンスパチュラ」。**❺シリコンベラ**はサイズ違いであると小回りがきいて便利。これは「無印良品　シリコーンジャムスプーン」。❻取り箸がわりにも使う**トング**。**❼計量スプーン**は深型の大さじ、小さじがあれば。**❽フードプロセッサー**は作業効率アップに欠かせない。わが家はパナソニック製を使用。ガラス容器なので傷つくこともなく清潔に使えるし、カッターなどのアタッチメントが取り換えられるのも優秀。❾**デジタルスケール**はマスト。3kgまで計れると鍋も乗せられます。**❿まな板**は傷が深くなってきたらすぐ取り換えるほうが衛生的なので、白いプラスティック製を愛用。野菜を切るときは100均ショップの薄いシート状の黒いまな板で。切った野菜をボウルなどに移し替えるときに超便利です。

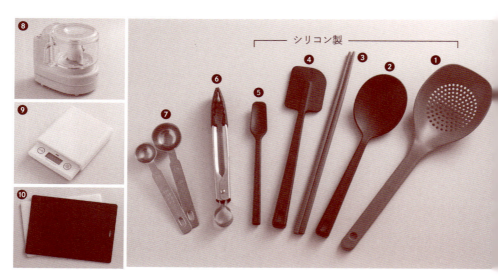

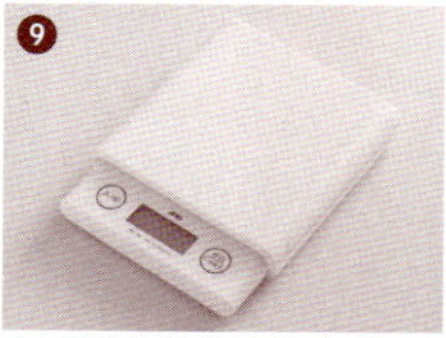

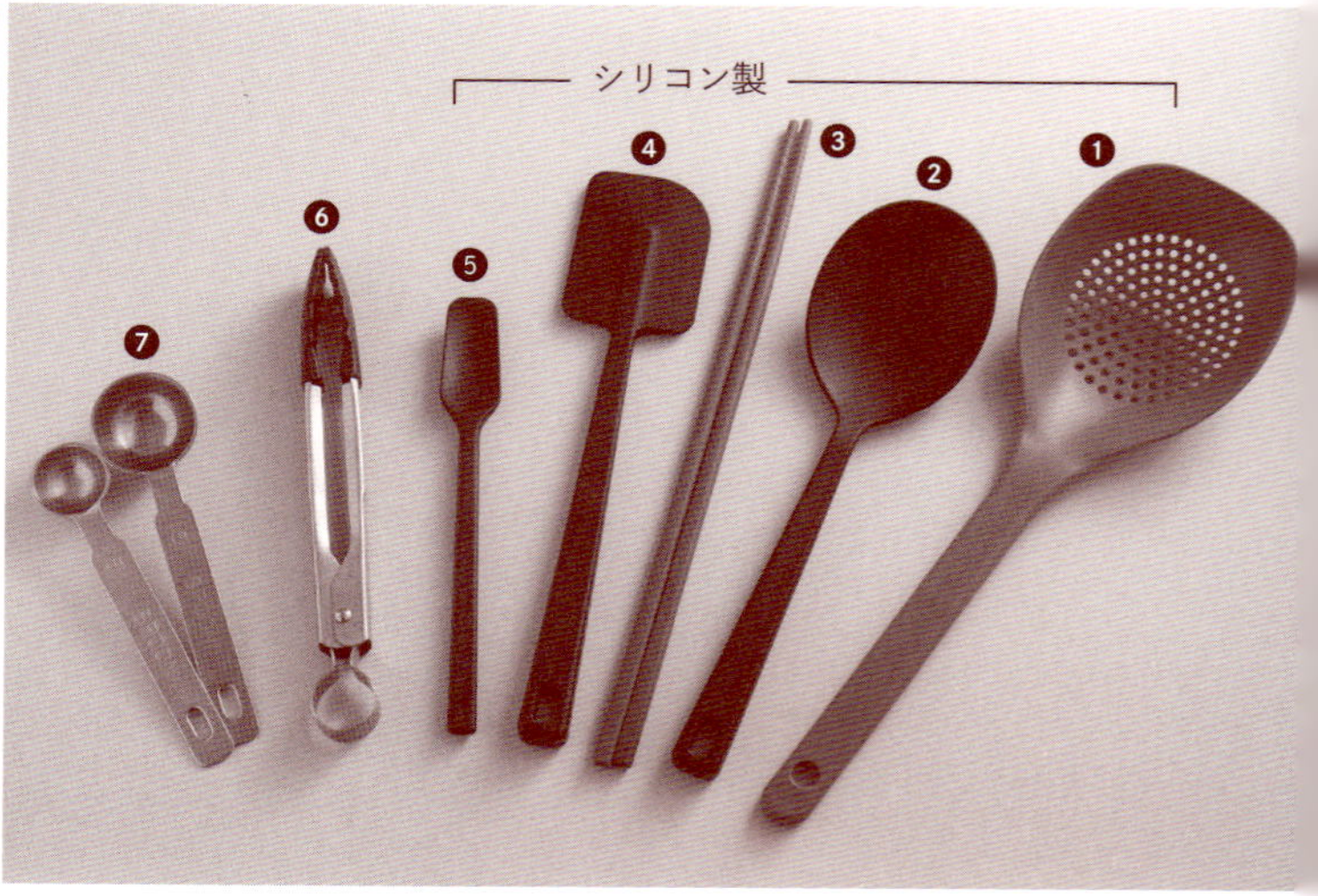

PART

01

栄養吸収の黄金の法則

栄養素それぞれの特徴を知って効率よく吸収しましょう。

年齢を重ねるほど、意識的に摂りたいのがたんぱく質

ひろ子　堀江家が代々長寿だということで、長寿の食事について講演会などでお話をする機会が増えているけど、そこでテーマになるのは「隠れ栄養失調」。みなさんに食事について聞くと、圧倒的に食べる量が少ないの。特にたんぱく質。年配になると「肉がちょっと……」となっちゃう人が多いわね。食べる量も少なくなるし。

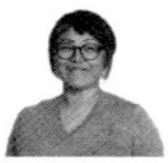

さわこ　食べる量が少ないのなら、3回に分けて3食ともたんぱく質を食べるようにするとか、朝は卵を必ず食べるとか、決めてしまうといいかもね。

卵は動物性たんぱく質をはじめ、ビタミンやミネラルも豊富で、しかも手頃な値段で扱いやすい理想的食材。1日1個と言われてきたけど、今は2個でもOK。

何と一緒に食べるのかが、栄養を無駄なく吸収するには重要

たんぱく質だけ食べていれば大丈夫と思っている人がいるけど、それだと食材の持つ栄養素を十分に吸収できないのよね。例えば、ご飯に含まれる植物性たんぱく質の吸収を助けるのは肉だとか、吸収しやすくする食材の組み合わせがあるよね。

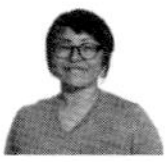

「これだけ食べていれば元気になる」というものは一個もないからね。堀江家が長寿なのは、色んなものを食べているからこそ。

栄養不足になりがちな人にありがちなのが、サンドイッチの具のレタスで野菜を摂ったつもりになっている。あれはノーカウント、空気です。ランチセットとかに付いてくる小さいお皿のサラダも、野菜としてカウントするには足りない。

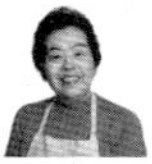

「レタスを加熱するとすごくかさが減るでしょ」って話をすると、みなさん納得されるわね。うちはとにかく野菜をたっぷり食べるけど、そんなに量を食べられないのなら、組み合わせを意識してほしい。例えば、レバーや肉の赤身に含まれる鉄分はビタミンＣの多いブロッコリーなどと食べると吸収がいいとか、食後にタンニンを含むお茶などを過剰に飲むと鉄分やカルシウムの吸収を妨げるとか、そういうことを知っておくと効率よく栄養を吸収できるのよね。

たんぱく質

●動物性たんぱく質〈肉類〉

肉は優秀なたんぱく源。栄養素はほぼ吸収されます。

堀江家では焼肉をするときは、野菜を焼くのはもちろん、サンチェやえごまの葉とか、キムチやナムルをのせて巻いて食べます。野菜山盛りでビタミンＡやＣも豊富。お肉の鉄分の吸収もＵＰします。

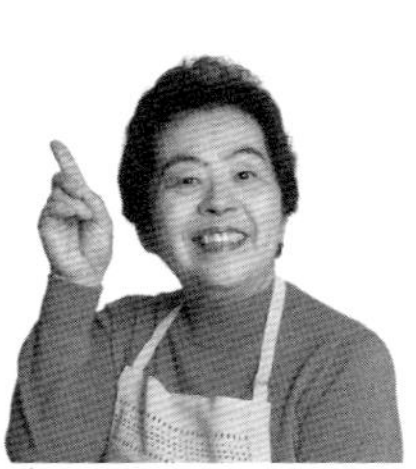

牛肉

たんぱく質を多く含むのは脂の少ない赤身部分

「霜降り」など脂が多い方がおいしいとされている牛肉。たんぱく質は赤身の部分に多く含まれているので、同じ100グラムでも霜降りと赤身なら、脂が少ない赤身の方がたんぱく質は豊富。たんぱく質の量は和牛か輸入牛かなどのほか、ランクによっても異なります。牛肉は鉄分も多く、鉄分はビタミンCが豊富な野菜とともに食べると吸収率が高まります。

豚肉

たんぱく質とともにビタミンBが豊富

豚肉は、たんぱく質とともにビタミンBが豊富です。牛肉とともに飽和脂肪酸を多く含みます。飽和脂肪酸を摂りすぎることを敬遠する人もいますが、これも必要な栄養です。豚肉に限らず、動物性たんぱく質は、筋肉、臓器、お肌、ホルモン、抗体など、体を調整するのに必要な栄養素。積極的に食べるようにしましょう。

鶏肉

効率よくたんぱく質を摂れる鶏むね肉

鶏肉は飽和脂肪酸はそこまで多くないので、良質なたんぱく質を効率よく摂ることができます。だから「鶏むね、鶏むね」と思って食べている人がいますが、それぱっかりにならないようにしましょう。鶏の皮にはコラーゲンが多いが脂も多いので、カロリーが気になるならゆでたり焼いて余分な脂を落とします。よく焼いてから紙タオルで脂をふくといいですよ。

たんぱく質

●動物性たんぱく質〈魚介類〉

魚は肉に負けない良質なたんぱく質です。肉より消化が良いのも魅力です。

認知症予防には魚の脂。脂に含まれる必須脂肪酸ＥＰＡとＤＨＡを逃がさず吸収するには、お刺身で食べるのが一番。焼き魚だと脂がちょっと流れてしまいますが食べないより食べて！

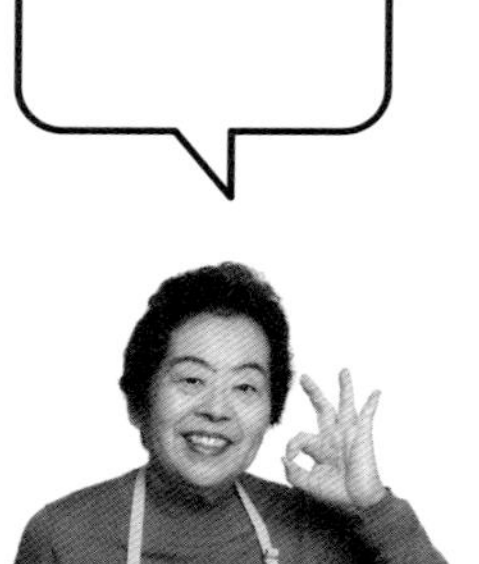

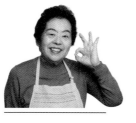

青魚

青魚は脳の栄養！積極的に摂りたい食材

血液をサラサラにしてくれるEPA、脳細胞の働きを促進するDHA、このふたつの必須脂肪酸を含む優秀選手が青魚。EPAとDHAは脂に含まれており、魚を焼いたときに落ちてしまうというので、刺身で食べるのがおすすめです。

あとは缶詰。鯖缶などは缶汁に脂が溶けているので、缶汁を捨ててしまうのはもったいないですよ。

白身魚

良質のたんぱく質の他ビタミン、ミネラルを含む

青魚に比べて、脂肪が少なく、良質なたんぱく質が豊富な白身魚。カルシウムの吸収を促すビタミンDやビタミンB群、さらに鉄分や亜鉛などのミネラルも豊富。高たんぱくで低カロリー、消化吸収も良く、健康的な生活を支えます。昔から生活習慣病の予防によいとされています。刺身が一番簡単で栄養を逃しませんが、加熱してもいい。

貝類

高たんぱくで低カロリー、ミネラルも豊富な貝類

しじみ、あさり、かき、ほたて。高たんぱく低カロリーな優秀食材です。しじみはカルシウムや鉄分、あさりやかきは亜鉛を多く含むなど、それぞれに特徴が。缶詰なら手軽で栄養も詰まっていて食べやすいです。缶汁も使い切りましょう。

骨粗しょう症予防や筋肉の収縮を助ける、味覚の鈍化を防ぐなど、老化にともなう不調を補う効果も期待できます。

たんぱく質

●植物性たんぱく質〈大豆・豆類・穀類〉

植物性たんぱく質は、動物性たんぱく質とともに摂るのがおすすめ。

植物性たんぱく質の働きは、動物性たんぱく質と同じく体をつくる源。一緒に食べるとダブルたんぱく質で吸収の持続性がUP。上手に吸収できるかは食べ合わせのバランスが重要です。

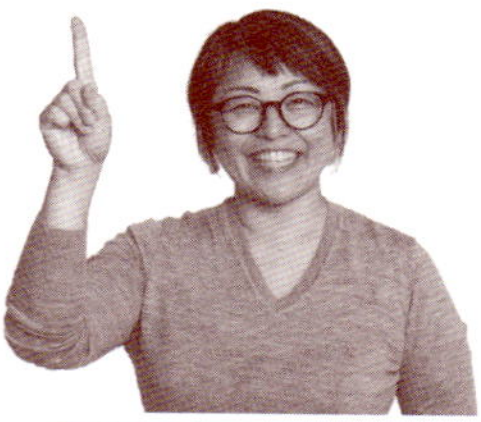

大豆

肉や魚に負けない良質なたんぱく質

大豆は、たんぱく質のほか、糖質、脂質、ビタミンB_1、カルシウム、鉄など、豊富な栄養素を含む、まさに長寿食品。肉や魚に負けない豊富な含有量で、しかも肉や魚に比べて低カロリー。さらにアミノ酸スコア（アミノ酸のバランス）もよいため、豆腐や豆乳、納豆などは毎日食べるのがおすすめ。豆腐ステーキ（103ページ）は堀江家の定番おかずです。

種実類

多様な栄養素のある種実類をおやつに

ナッツなどの種実類には、たんぱく質のほか、食物繊維、カルシウム、ビタミンEなどが含まれています。血圧やコレステロールを下げる不飽和脂肪酸も豊富に含まれていて、これは体内では生成できないので、堀江家では素焼きのミックスナッツを欠かすことなく常備しています。ちょっと小腹が空いたら、ぼりぼり。サラダのトッピングにも◎。食べ過ぎには注意。

穀類

お米にもたんぱく質が。鮭やツナと食べるのがいい

おむすびで一番人気の具といわれているツナマヨ。栄養吸収面でとても理にかなっています。ご飯にも植物性たんぱく質は含まれており、毎日食べるのならしっかり摂らなきゃ損。植物性たんぱく質は動物性たんぱく質と一緒に摂ることで有効活用できると書いてきましたが、ツナマヨおむすびはその条件を満たす食品。しょうゆをまぶしたかつお節とチーズもおすすめです。

炭水化物（糖質）

炭水化物は毎食必要。たんぱく質や野菜とともに食べると効率よくエネルギーに変わります。

たんぱく質、脂肪とともに「三大栄養素」と言われている炭水化物（糖質）。体を動かすエネルギーなので、極端な糖質制限はおすすめできません。

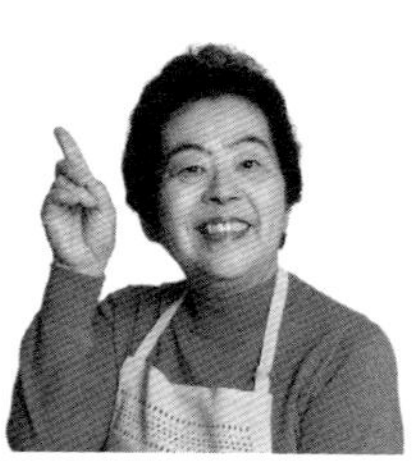

炭水化物（糖質）

「炭水化物」とは、糖質と食物繊維を合わせた総称で、体内でエネルギー源になるのが糖質です。糖質はブドウ糖となって脳や神経組織、赤血球などで利用されています。

炭水化物はご飯、パン、麺類などの穀物のほかに、芋類などに多く含まれています。具体的には、芋類、とうもろこし、れんこん、かぼちゃ、豆類（大豆以外）などです。

じゃが芋やさつま芋には熱に弱いとされているビタミンCも豊富ですが、炭水化物の中に含まれていることで熱にも強く、加熱しても無駄なく吸収することができます。

炭水化物黄金の食べ合わせ

炭水化物は、野菜やたんぱく質と一緒に食べないと、栄養素が十分に機能しません。例えば、大根おろしに含まれているジアスターゼは炭水化物の吸収をよくしてくれます。

炭水化物（糖質）をエネルギーに代えるお手伝いをするのは、ビタミンB_1です。ビタミンB_1を含む食品は、豚肉、牛赤身肉、鶏レバー、枝豆、納豆、ほうれんそうなど。

食べる順番も重要で、白いご飯をいきなり食べるのではなく、野菜のおかずから食べることで血糖値がいきなり上がるのを防いでくれます。そういう意味で外食では単品よりも定食がおすすめです。ちなみに、夏にそうめんだけ食べているとだるくなるのはビタミンB_1不足のためです。

炭水化物（食物繊維）

腸内細菌を活性化する食物繊維を多く含む食品は、具沢山の汁ものにすると手軽です。

体内で重要な働きをしてくれる食物繊維には、水溶性と不溶性の二種類があります。ごぼうやにんじん、じゃが芋、納豆、海藻などは両方の食物繊維を含んでいます。

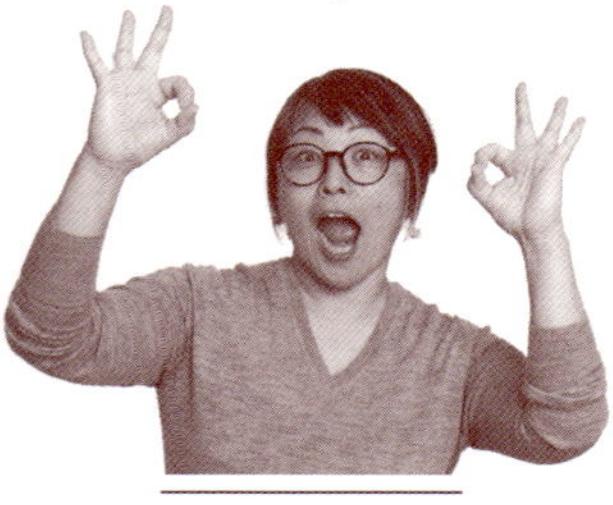

水溶性食物繊維

善玉菌のえさになる、健康維持に必要な栄養素

水溶性食物繊維を多く含むのは、いちごやみかんなどの果物、かぼちゃ、アボカド、さつま芋など。特に多く含まれているのは、切り干し大根やオートミールなどです。海藻も水溶性食物繊維が含まれていています。食物繊維は、体内に入ると腸で発酵・分解されて善玉菌のえさになります。腸活、腸活と言われていますが、水溶性食物繊維には、コレステロールなどの不要物を吸収し、排出する役割があります。

不溶性食物繊維

腸の不要物を排泄し、便通を整える

水に溶けにくい性質の不溶性食物繊維は、腸の中で水分を吸収して便の量を増やし、便通を促進してくれます。不溶性食物繊維は野菜や穀類、豆類などに多く含まれています。特に多く含む食品は、ごぼうやブロッコリー、枝豆、きのこ類。堀江家の大好きな切り干し大根にも多く含まれています。毎日食べる白米に、雑穀を少し加えるだけでも有効に手軽に不溶性食物繊維を摂ることができます。逆にこれが体質に合わない人もいるので、その場合は医者などに要相談。

ビタミン・ミネラル

鉄分にはビタミンC。
カルシウムにはビタミンD。
一緒に食べて上手に吸収。

鉄分の多い食品を食べるとき、お茶やコーヒーを沢山飲むとタンニンが邪魔して、鉄分の吸収を邪魔します。ビタミンCの多いサラダや果物を食べるのがおすすめ。

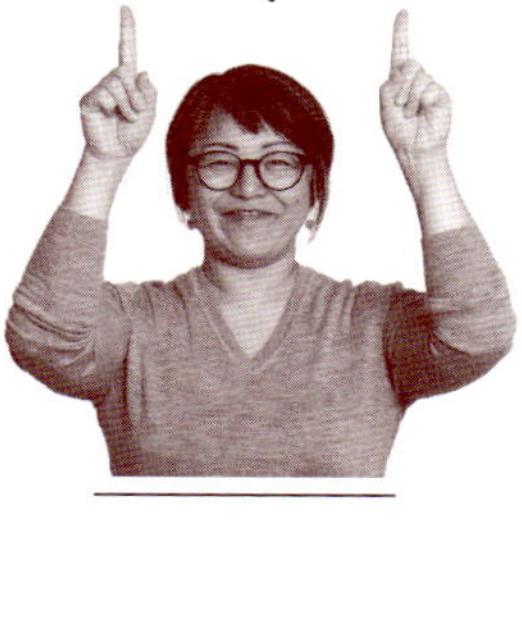

ビタミン

ビタミンは体の調子を整える栄養素で、水溶性と脂溶性があります。水溶性はビタミンＢ群やビタミンＣ、ナイアシンなどがあり、脂溶性はビタミンＡ、Ｄ、Ｅ、Ｋがあります。

ビタミンＣと鉄分を一緒に摂ると上手に吸収できるように、効率よく体に取り入れる食べ方があります。例えば、病気への抵抗力をつけるのに役立つビタミンＡは、にんじんやかぼちゃ、ピーマンなどの緑黄色野菜に多く含まれていて、油と好相性。油で炒めたり、マヨネーズなどをかけて食べると吸収ＵＰ。水溶性ビタミンは水に溶けやすいので、ゆでずにレンジで加熱したり、スープなどに加えるのがおすすめ。少しの工夫と知識でむだなく体に取り入れましょう。

ミネラル（鉄分・カルシウム）

鉄分には動物性食品に含まれるヘム鉄と植物性食品に含まれる非ヘム鉄があり、ヘム鉄のほうが体に吸収されやすい。ヘム鉄を多く含むのは、レバーを筆頭に卵、かつおやまぐろ、かきやあさりなど。あさりの水煮缶には、レバーに負けない位の鉄分が含まれています。納豆や枝豆、ほうれんそうなどに含まれる非ヘム鉄は吸収されにくいのでビタミンＣを意識しましょう。

カルシウムを一番吸収しやすいのは牛乳やヨーグルトなどの乳製品。小魚や海藻類、木綿豆腐にも豊富です。ビタミンＤを含む魚類、乾椎茸などのきのこや卵、乳製品とともに食べるのがおすすめ。添加物の多い商品はリンが多く、カルシウムの吸収を妨げるので食べ過ぎに注意。

野菜

●緑黄色野菜
●淡色野菜

緑黄色野菜は油と一緒に摂ると栄養の吸収がよくなる

生活習慣病予防の観点から、野菜の１日の摂取目標は３５０グラム以上。毎日必要とされている緑黄色野菜は１２０グラム以上です。偏《かたよ》らずにいろんな野菜を食べることで、体調が整ってきますよ。

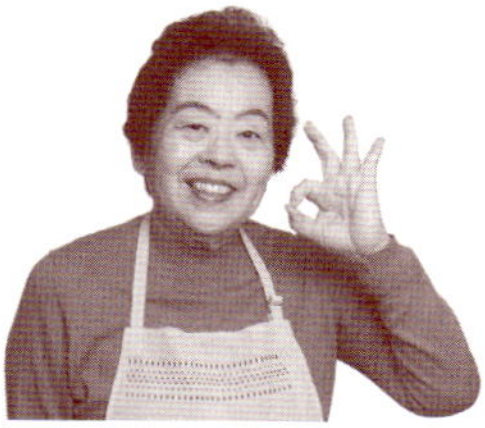

緑黄色野菜

体の健康を維持するのに欠かせない大切な栄養源

緑黄色野菜といえば、ほうれんそう、小松菜、にんじん、かぼちゃ、ブロッコリー、トマト、ピーマンなど。ちなみに緑黄色野菜とは、基本的にβカロテンの含有量が１００グラムあたり６００μg以上の野菜で、６００μg以下は淡色野菜に分類されます。ほうれんそうは、鉄分、カリウム、βカロテンやビタミンＢ群、ビタミンＣが豊富。ほうれんそうに含まれる鉄分は非ヘム鉄に分類されていて、ビタミンＣとたんぱく質をいっしょに摂ると吸収率がアップします。また、βカロテンは体内でビタミンＡに変換され、これが免疫力を高めるといわれています。

淡色野菜

栄養豊富で低カロリー緑黄色野菜とバランスよく食べたい

淡色野菜は、キャベツ、白菜、玉ねぎ、きゅうり、れんこん、ごぼうなど。大根やかぶは葉の部分は緑黄色野菜、白い根の部分は淡色野菜です。

淡色野菜はビタミンＣ、カリウム、食物繊維などを含み、緑黄色野菜とは違う栄養もあります。例えば、玉ねぎにはケルセチンというポリフェノールの一種が含まれていて、抗酸化作用や血流をよくする栄養素といわれています。ケルセチンは熱によってこわれにくいので、炒め物などに適しています。

「バランスが悪いかな」と思ったときに簡単にできること

野菜不足を感じたら、トマトジュースを飲む

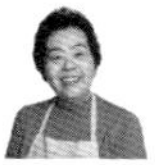

うちは毎日トマトジュースを飲んでいるのよね。基本的に野菜たっぷりの食事だけど、孫（さわこさんの子ども）たちは外食をすることも多くなってきたから、朝にはトマトジュースを添えるようにしている。

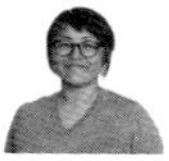

旅行に行って普段より野菜が不足しがちなときも、コンビニでトマトジュースを買って飲む。そういう習慣があるから、野菜不足はあまり心配がないわね。あとは、チーズとか牛乳、小魚やナッツ類はいつも家にあるし、よく食べているわね。チーズや牛乳は、カルシウムとたんぱく質が摂れるし、手軽に飲んだり食べたりできるからおすすめです。ただし、チーズは脂質や塩分が多いから食べすぎには注意しないとね。

小魚やナッツ類はおやつ用に。おせんべいなどを食べるより、ビタミンやカルシウムが摂れるので、ついつい買ってしまう。

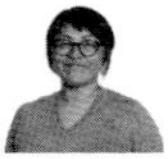

ミックスナッツは大好き。ミックスナッツでふりかけを作ったりもするし、キャラメルナッツやグラノーラを作るので、素焼きのものを買うよね。

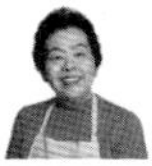

清涼飲料水やスナック菓子などほとんど食べないわね。そして必要な栄養は、なるべく食事から摂る。これが堀江家の食習慣になっているわね。やっぱり、栄養不足が気になるからと言って、サプリにばかり頼るのもよくないと思うの。食べ物から摂っているうちは、体へのダメージはないけれど、サプリになると過剰摂取になっちゃうこともある。

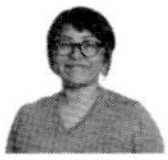

そうそう。例えば、ビタミンAは緑黄色野菜に含まれるβカロテンが体内でビタミンAに変わるんだけど、ビタミンAだけをサプリで積極的に摂っていると、それが過剰摂取になることもあって、体にはよくないことも。「緑黄色野菜を食べすぎて病気になった」なんて話は聞かないから、結局は、毎日の食事でバランスが取れていることが大事よね。

70代でも元気いっぱい！ **ひろ子先生の食生活❶**

朝昼晩、日々の食事を大切にしましょう

朝はトマトジュースとヨーグルトを何年もずっと変わらずに食べ続けています。ヨーグルトには甘みのある手作りのグラノーラや黒豆、バナナや焼き芋などを入れて食べます。ヨーグルトを食べた後に、具沢山のスープや卵、ほうれんそうのソテーなど緑黄色野菜とパンを食べたり。食べる順番も大切です。冬は焼き芋とヨーグルトのときもあります。夕食のご飯は基本的には雑穀米を意識して食べています。白米に雑穀ミックスをプラス、もち麦も入れています。食物繊維やミネラルが摂れるので、いいですよ。完全な白米は週に1回。よりおいしく感じます（笑）。やはり毎日の食事が健康をつくるので、いろんなものをバランスよくおいしく食べることを大事にしています。

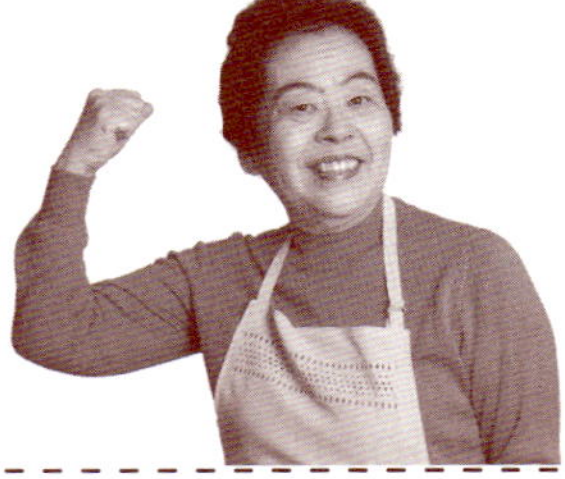

PART 02

免疫力アップのおかず

免疫力を高めるための食事とは？

牛肉や魚でたんぱく質をしっかり摂りながら、きのこ類や緑黄色野菜（ほうれんそうやにんじん）さらに発酵食品を合わせて食べることで、免疫力にかかわる栄養素をバランスよく摂ることができます。毎日の食事で習慣的に摂取して、免疫力アップをめざしましょう！

おすすめの食品

納豆、みそ、キムチ、ヨーグルトなどの発酵食品。体を芯から温める根菜類。粘膜を丈夫にして菌やウィルスの侵入を防ぐレバーや卵、うなぎ、緑黄色野菜などビタミンA・C・Eを含むもの。

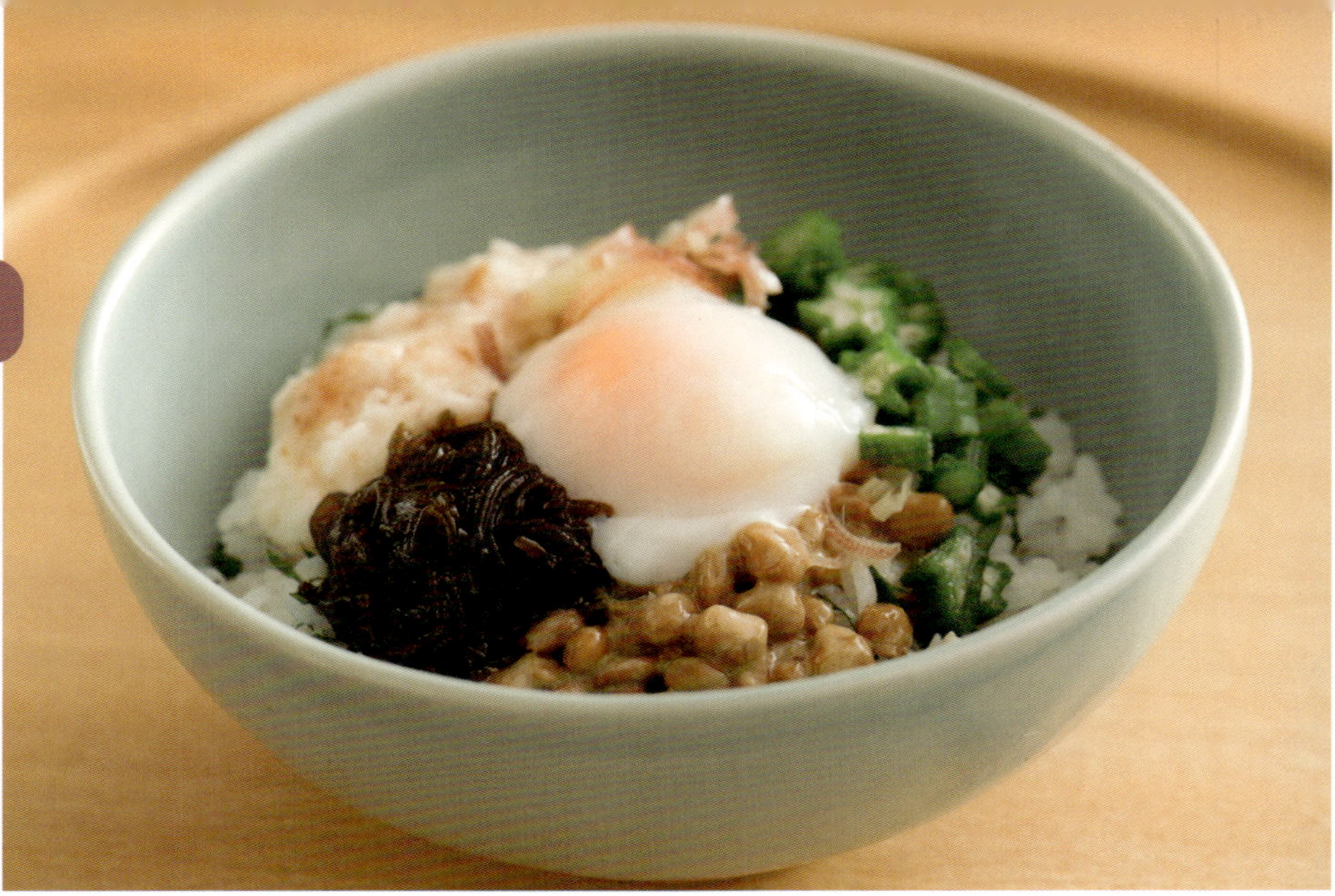

ねばねば丼

納豆や長芋、オクラなどのねばねば食材には
腸内環境を整え、免疫力を高める効果があります

材料 2人分

長芋…3cm
梅肉(種を取って叩いたもの)
…小さじ1
オクラ…4本
納豆(小粒)…1パック
大葉…5枚
みょうが…1個
もずく(味つきのもの・めかぶでもよい)
…1パック
温泉卵…2個
ご飯…茶碗2杯分
塩…少々

作り方

1. 長芋はビニール袋に入れて細かくたたき、梅肉を混ぜる。
2. オクラは塩少々(分量外)でもんでから水洗いし、へたを落とす。ラップに包み、電子レンジで約30秒加熱する。水に取って冷まし、輪切りにする。
3. 納豆はよくかき混ぜ、たれを加えて混ぜる。大葉はせん切りに、みょうがは小口切りにする。
4. ご飯に塩をふり、大葉を混ぜる。ご飯を丼に入れて、**1**、**2**、納豆、みょうがを彩りよく盛り、もずくは汁ごとのせる。中央に温泉卵をのせ、ついているたれがあればかける。

きのこのマリネ

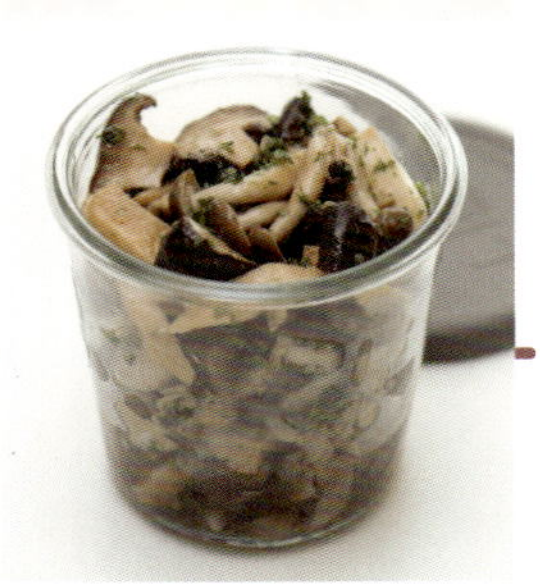

きのこ類の豊富な食物繊維をしっかり
摂ることで老廃物が出て腸内環境がアップ!

材料　作りやすい分量

しいたけ、しめじ、エリンギ
（好みのきのこでよい）
…各1パック
パセリ…2本
ドレッシング（好みのものでよい）
…大さじ4
しょうゆ…適量

作り方

1. しいたけは薄切りにし、しめじは石づきを取ってほぐす。エリンギは食べやすい大きさに切る。
2. **1**を耐熱ボウルに入れ、みじん切りにしたパセリとドレッシングをかける。ふんわりとラップをして、電子レンジで5分加熱し、しょうゆで味を調える。（パセリは加熱後に加えてもよい）

アレンジ

◆きのこのペンネ（左上）

たっぷりのパルメザンチーズと共にペンネに。チーズの動物性たんぱく質も摂れてバランスが良いです。

◆きのこのサラダ（左下）

生野菜とあえてサラダに。たんぱく質豊富な主菜と組み合わせて食べてね。

きのこのマリネに加える
ドレッシングは
しょうゆ1:酢1:サラダ油1に
しょうが汁を少し入れた
自家製ドレッシングを使っても。
保存容器に入れて
冷蔵で3日くらいもちます

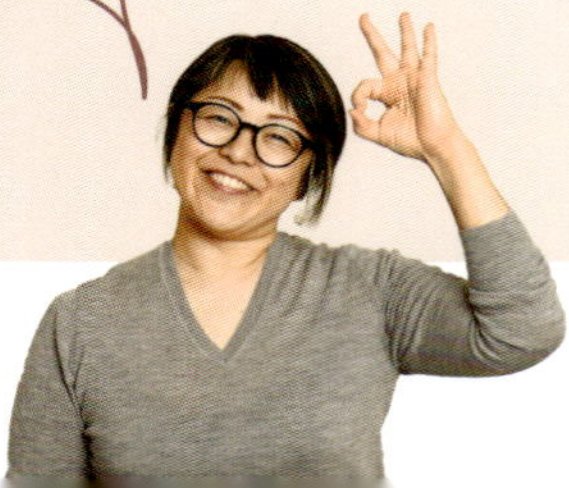

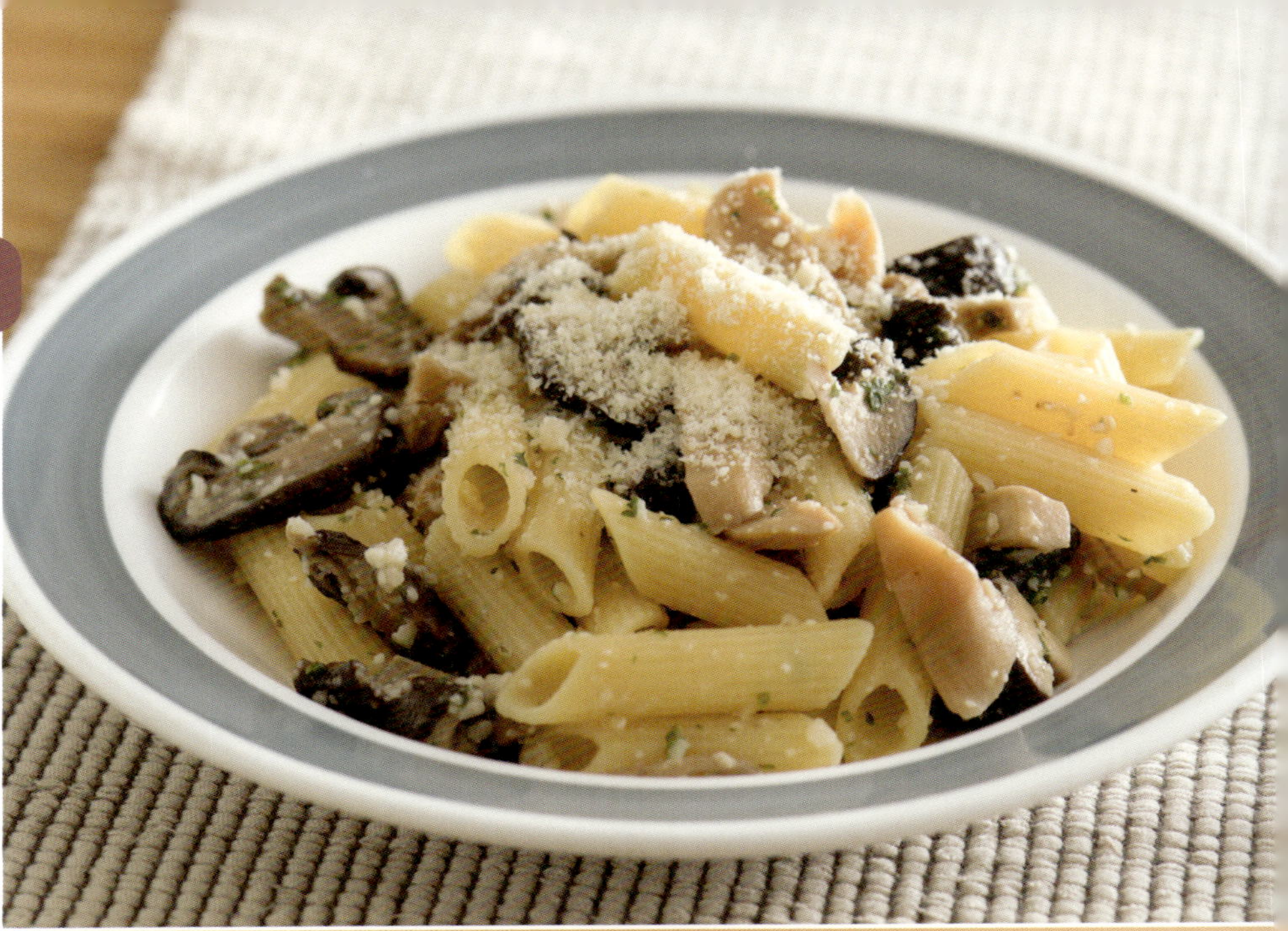

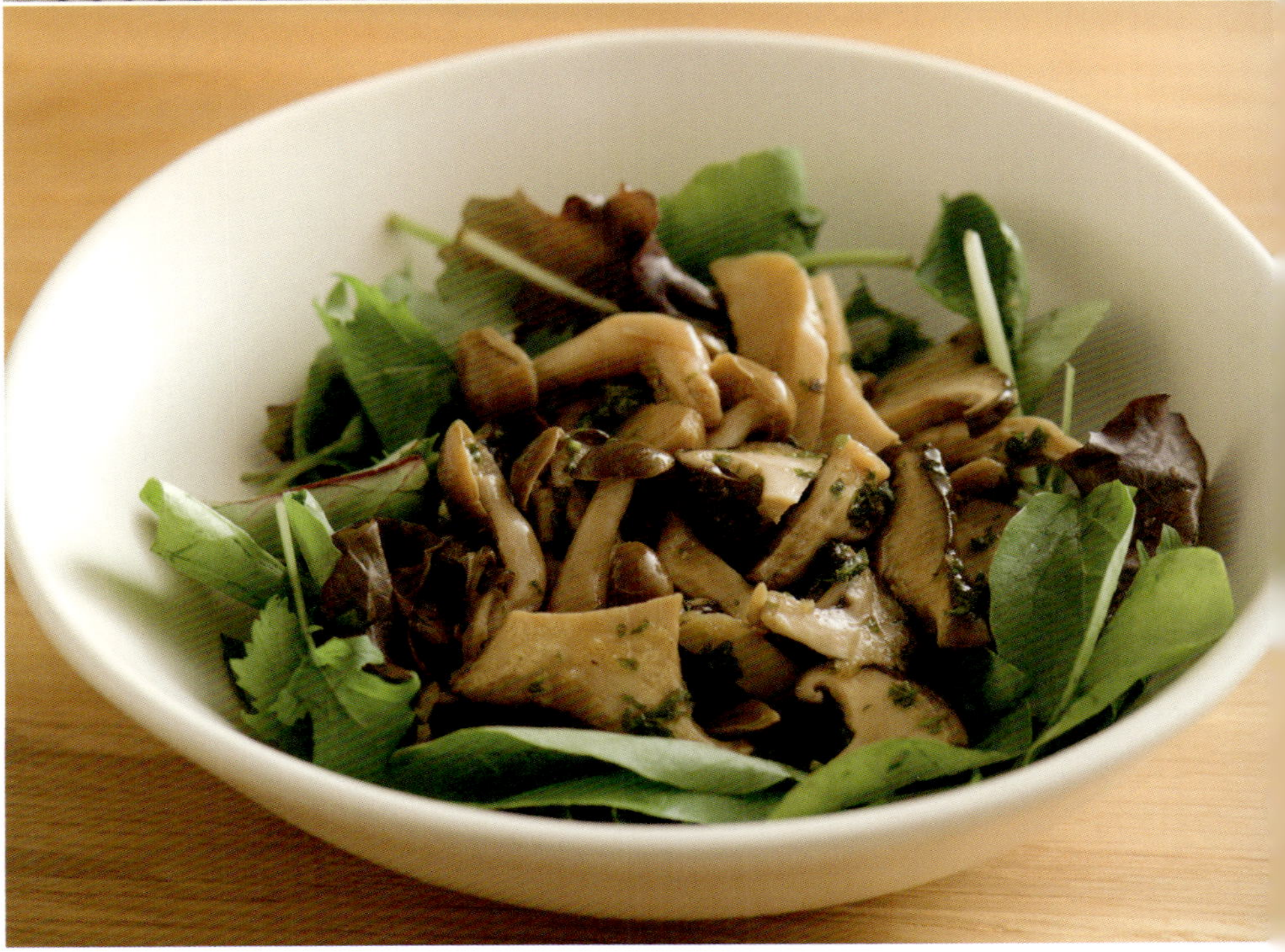

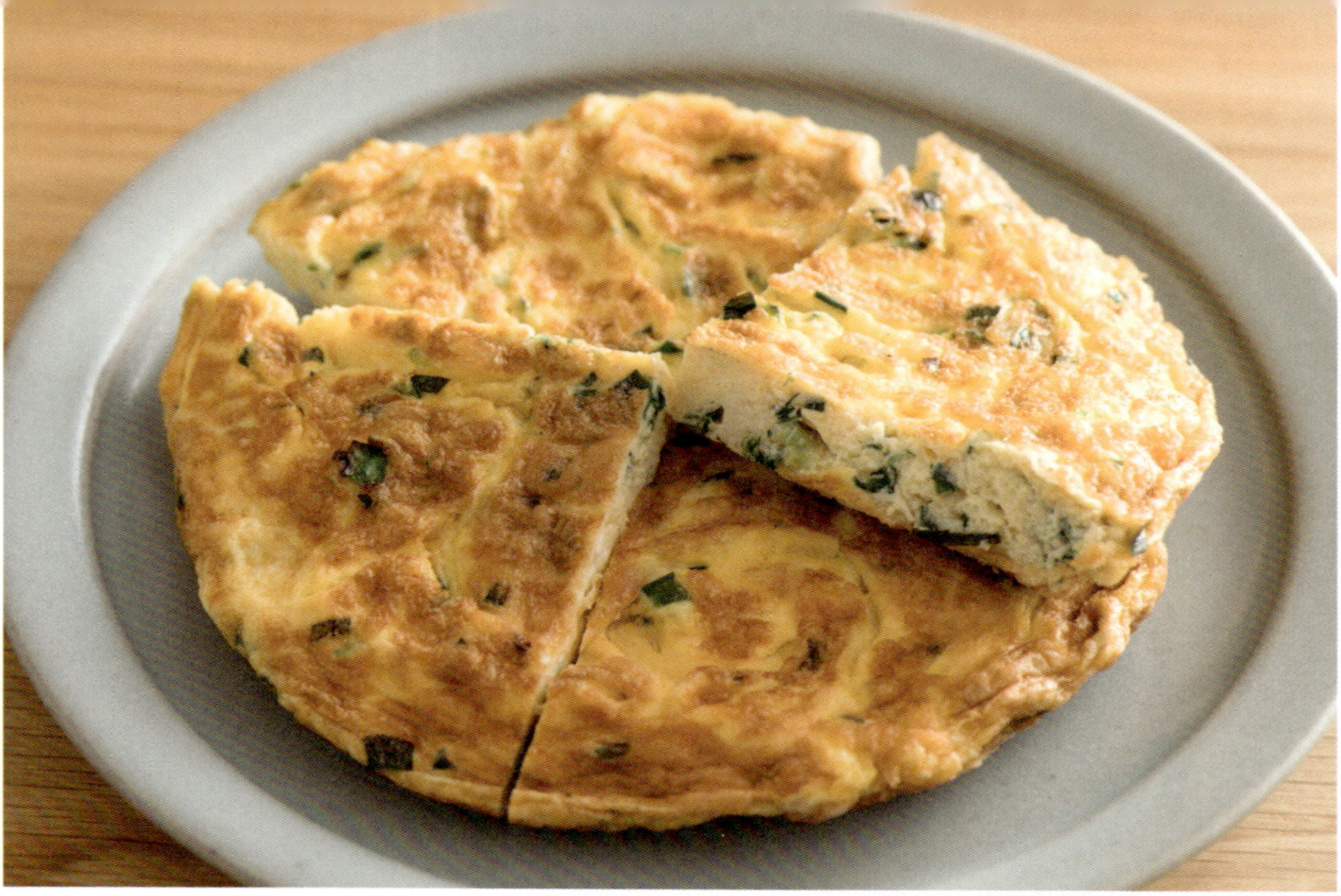

にら入り卵焼き

にらは免疫力を高めるビタミンAがたっぷり。
動物性たんぱく質の卵と合わせて吸収力アップ

材料 2人分

にら…½束
卵…4個
ほたて水煮缶（あさりの水煮缶でもよい）…小1缶（70g）
片栗粉…小さじ2
塩…小さじ¼弱
こしょう…少々
サラダ油…大さじ2

作り方

1. にらは、1cm幅に切り、ほたて水煮缶は身と缶汁にわける。
2. 小さめのボウルに缶汁と片栗粉を入れてよく溶き、塩、こしょうを加える。卵も割り入れて溶きほぐしたら、にらとほたての身を加えて混ぜる。
3. 小さめのフライパンに油を入れて中火で熱し、**2**の卵液を流し入れ、箸で大きくかき混ぜる。半熟になったらふたをして、弱火で2～3分焼き、卵にほぼ火が通ったら、裏返して両面焼く。

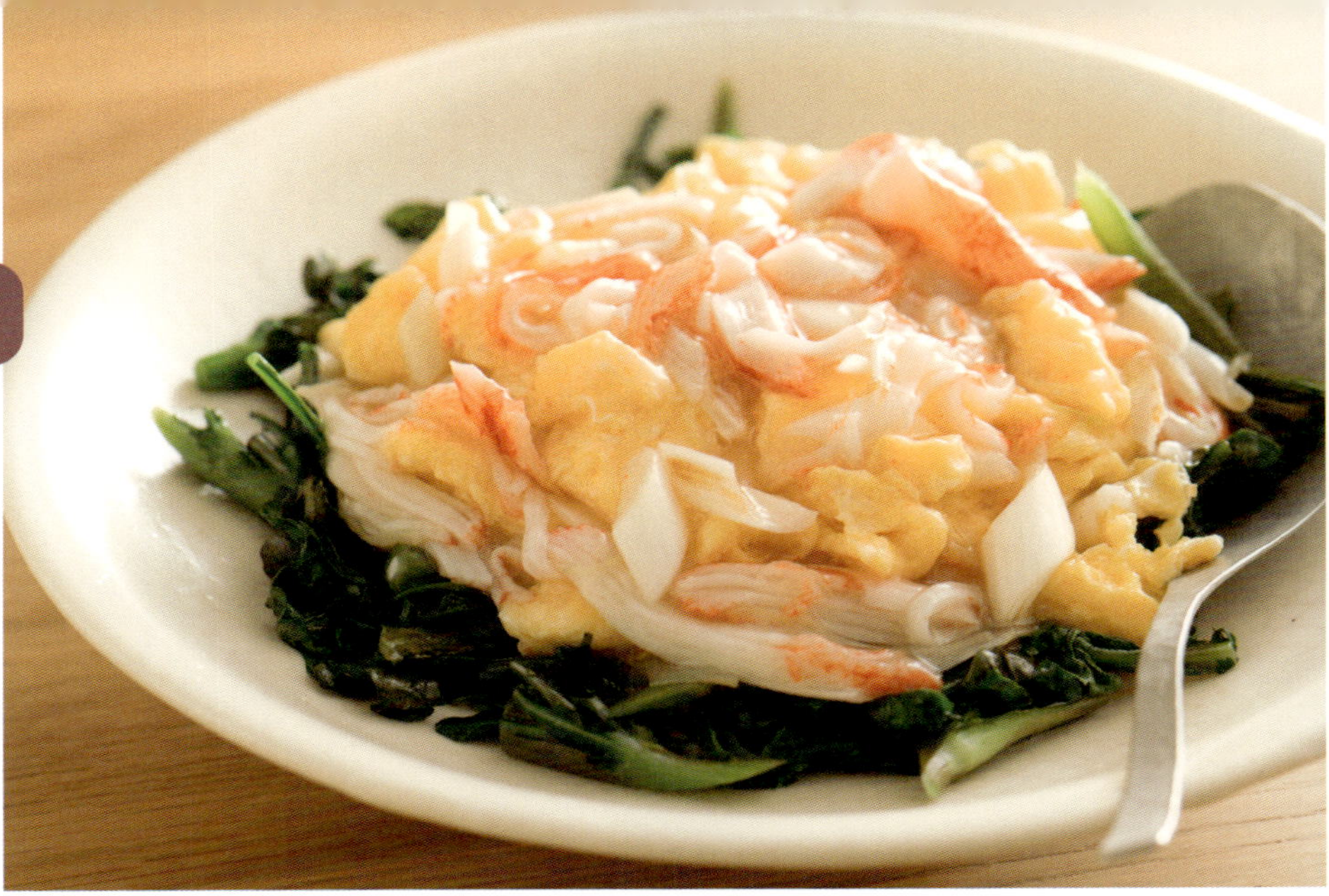

春菊のかにたまあんかけ

ビタミンA・Cの多い緑黄色野菜。
卵との組み合わせで免疫力を高めましょう

材料 2人分

春菊…1束
かに風味かまぼこ…2本
卵…2個
長ねぎ…10㎝
しょうが…1かけ
A
- 鶏がらスープの素（顆粒）…小さじ1
- 酒、片栗粉…各大さじ½
- 水…カップ½

塩、こしょう…各少々
サラダ油…大さじ2

作り方

1. 春菊は、3㎝長さに切る。
2. かに風味かまぼこは粗くほぐし、長ねぎは縦半分に切ってから1㎝幅の斜め切りにし、しょうがはせん切りにする。
3. フライパンに油大さじ1を入れて中火で熱し、春菊の茎をさっと炒める。葉も加えて炒め、器に盛る。
4. ボウルに卵を割りほぐし、塩、こしょうをふる。フライパンに油大さじ1を入れて強火で熱し、卵液を流し入れて大きく混ぜ、ふっくらしたいり卵を作り、**2**も加えてひと混ぜし、よく混ぜた**A**を加え、とろみがつくまで加熱し、**3**にかける。

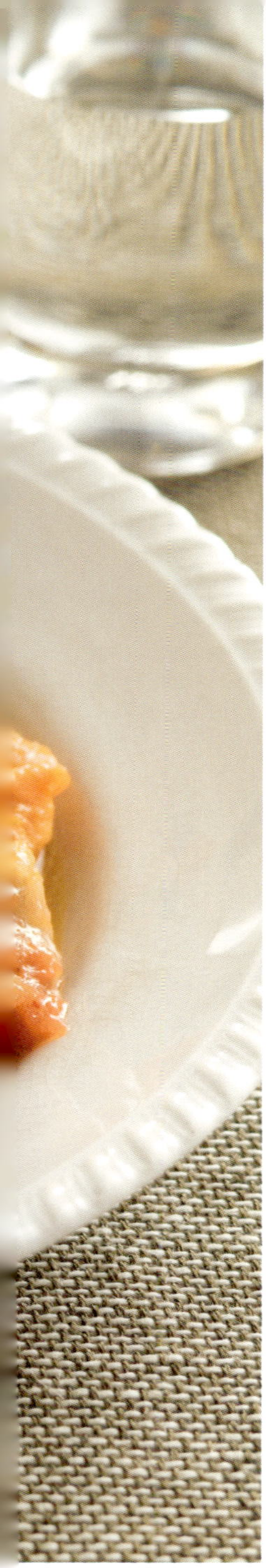

チキンラタトゥイユ

かぼちゃやピーマンには抗酸化作用のある
ビタミンA・C・Eが豊富。鶏肉でたんぱく質も

材料　2人分

鶏もも肉…½枚（150g）
A
- しょうゆ…小さじ1
- 片栗粉…大さじ½

かぼちゃ…150g
玉ねぎ…½個（100g）
ピーマン…2個
トマト…小1個
にんにく…1かけ
B
- 塩…小さじ⅓
- こしょう…少々
- オリーブオイル…大さじ1

作り方

1. 鶏肉は一口大に切る。Aのしょうゆをよくもみ込み、片栗粉も加えて混ぜる。
2. かぼちゃ、ピーマン、玉ねぎは同じくらいの一口大に切る。トマトはへたをくり抜いて横半分に切り、にんにくは薄切りにする。
3. 大きめの耐熱ボウルなどに、**2**のトマト以外の野菜を入れ、Bをふって軽く混ぜ、鶏肉を加えてひと混ぜする。トマトも切り口を下にしてのせる。
4. ふんわりとラップをして、電子レンジで約9分、鶏肉に火が通るまで加熱する。トマトの皮を箸でつまんで除き、全体に軽く混ぜ、乾かないように食べるまでラップしておく。

**多めに作っておいても、冷蔵保存で3日間は
おいしく食べられます**

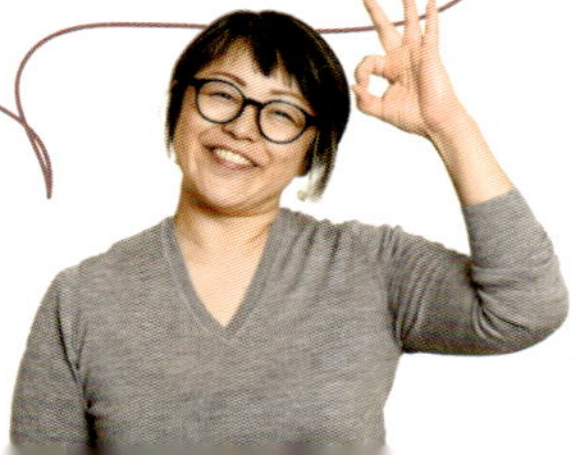

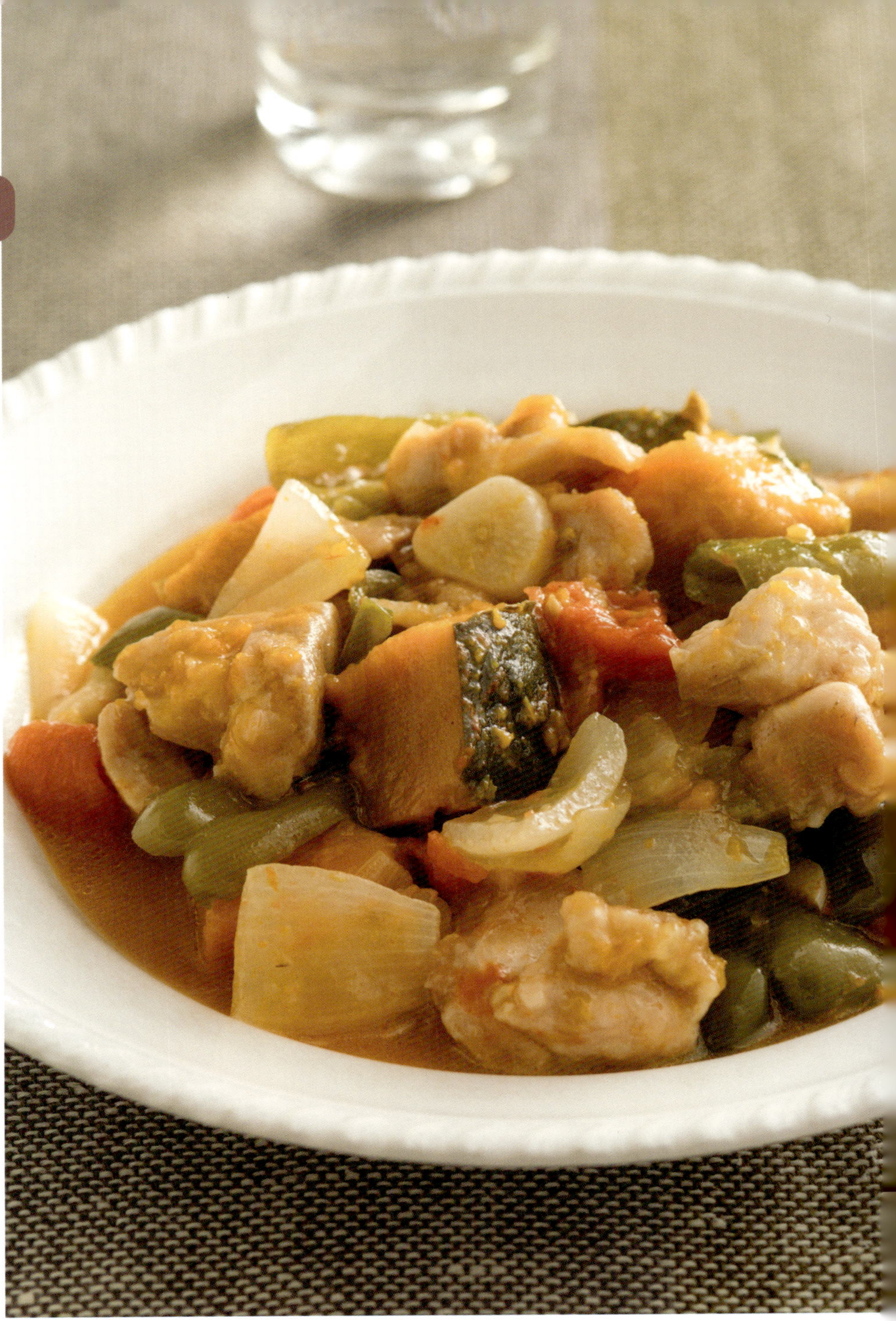

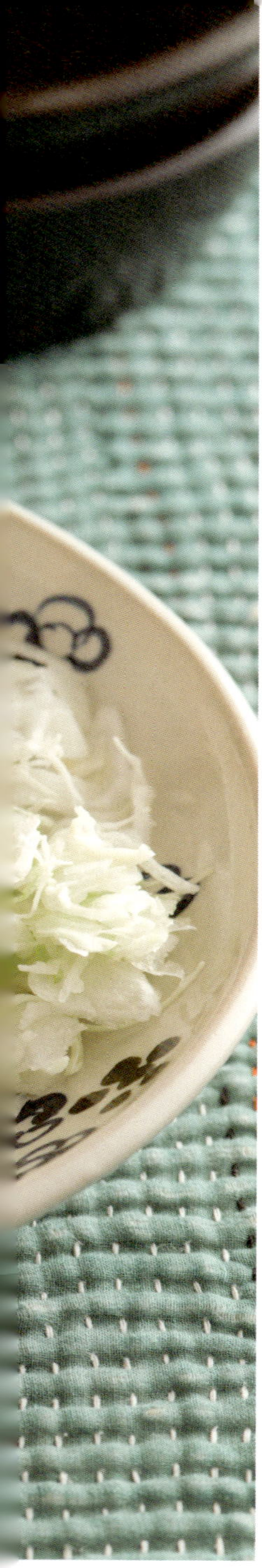

豚肉のにんにくみそ炒め

豚肉は免疫力向上に役立つビタミンB_1が豊富。
にんにくと組み合わせれば吸収率がアップ

材料 2人分

豚薄切り肉…150g
キャベツ…150g
サラダ油…小さじ2

〔 にんにくみそ 〕
・にんにく…½玉(3〜4粒)
・みそ…大さじ1と½
・砂糖、酒…各大さじ1
・しょうゆ…小さじ1

作り方

1. にんにくみそを作る。にんにくは皮をむき、根元の方を少し切り落とし、ラップに包んで電子レンジ(600W)で約50秒、やわらかくなるまで加熱する。フォークなどでつぶし、ほかの調味料と混ぜる。
2. キャベツはせん切りにして水に放ち、よく水をきって器に盛る。
3. 豚肉は一口大に切る。フライパンに油を入れて中火で熱し、豚肉を炒める。肉の色が変わってきたら、**1**を加えて手早く炒め合わせる。豚肉に火が通ったら、**2**の上に盛る。

キャベツは水に浸けておくと水溶性の栄養分が
流れてしまうし、味も香りも飛んでしまいます。
せん切りにしたらサッと洗って、食べるまで
キッチンペーパーで包んでおけばパリッとしますよ。
水に浸けたままは絶対だめ

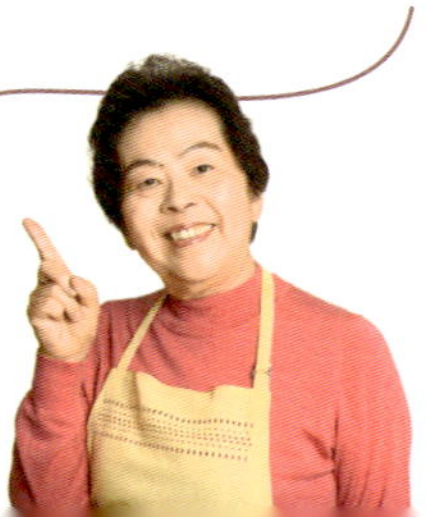

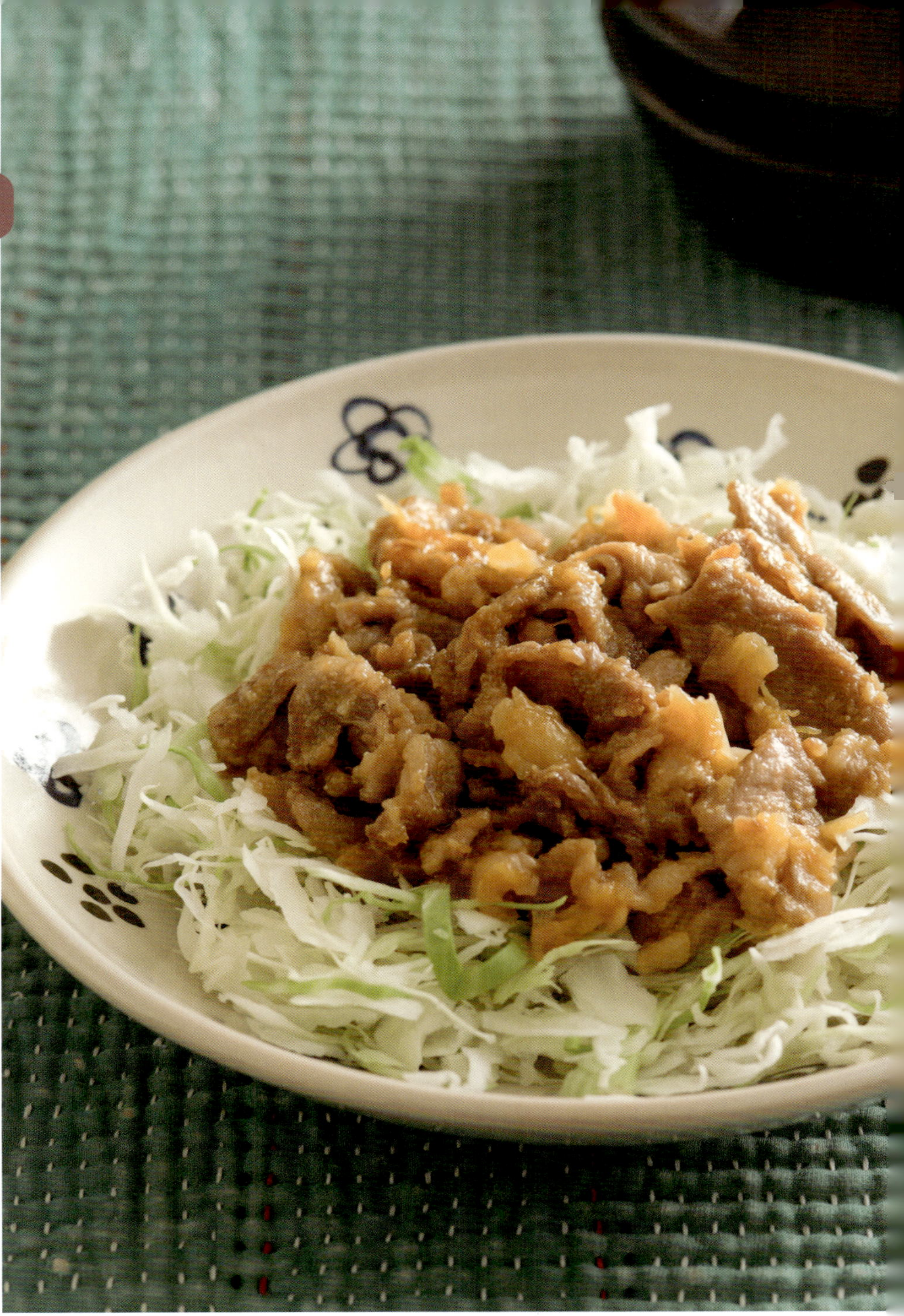

豚汁

疲労回復に効果のある豚肉と、食物繊維豊富な
根菜類で具だくさんに。発酵食品のみそを合わせて

材料　4人分

豚肩ロース…100g
大根…5㎝(100g)
ごぼう…小½本(50g)
にんじん…小½本(50g)
さつま芋(じゃが芋や里芋でもよい)
　…100g
こんにゃく…½枚
長ねぎ…½本
A
　酒…大さじ1
　和風だしの素(顆粒)
　　…小さじ1
　水…カップ3
みそ…大さじ2と½
しょうが汁、七味唐辛子
　…各適量
サラダ油…大さじ1

作り方

1. 豚肉は一口大に切る。大根とにんじんは皮をむいて1㎝角くらいに切り、さつま芋は皮つきのまま1㎝厚さのいちょう切りにする。ごぼうは皮をこそげて乱切りにし、長ねぎは1㎝幅に切る。こんにゃくは手で一口大にちぎって、熱湯でさっとゆでる。
2. 鍋に油を入れて中火で熱し、豚肉を炒める。肉の色が変わったら、長ねぎ以外の野菜を上から順に入れ、こんにゃくも加えて炒める。Aとみその半量を加え、野菜がやわらかくなるまで約20分、あくを取りながら煮る。
3. 最後に長ねぎを加え、火を止めて残りのみそを煮汁で溶きのばして入れ、味を調える。食べるときにひと煮立ちさせ、器に盛りつけ、しょうが汁と七味唐辛子を加える。

アレンジ

◆ミルク豚汁

残った豚汁は、翌日の朝食に。煮詰まって煮汁が減っていたら、水ではなく牛乳を足すとカルシウムも摂れて◎。

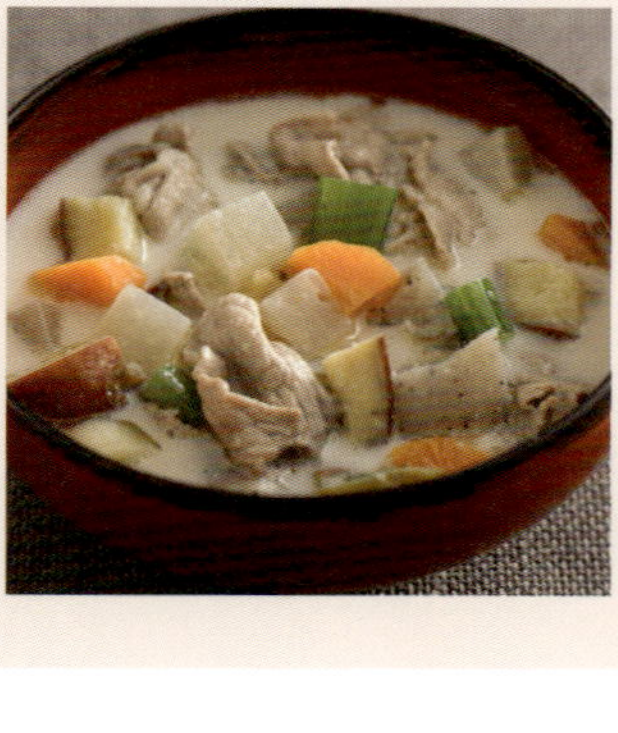

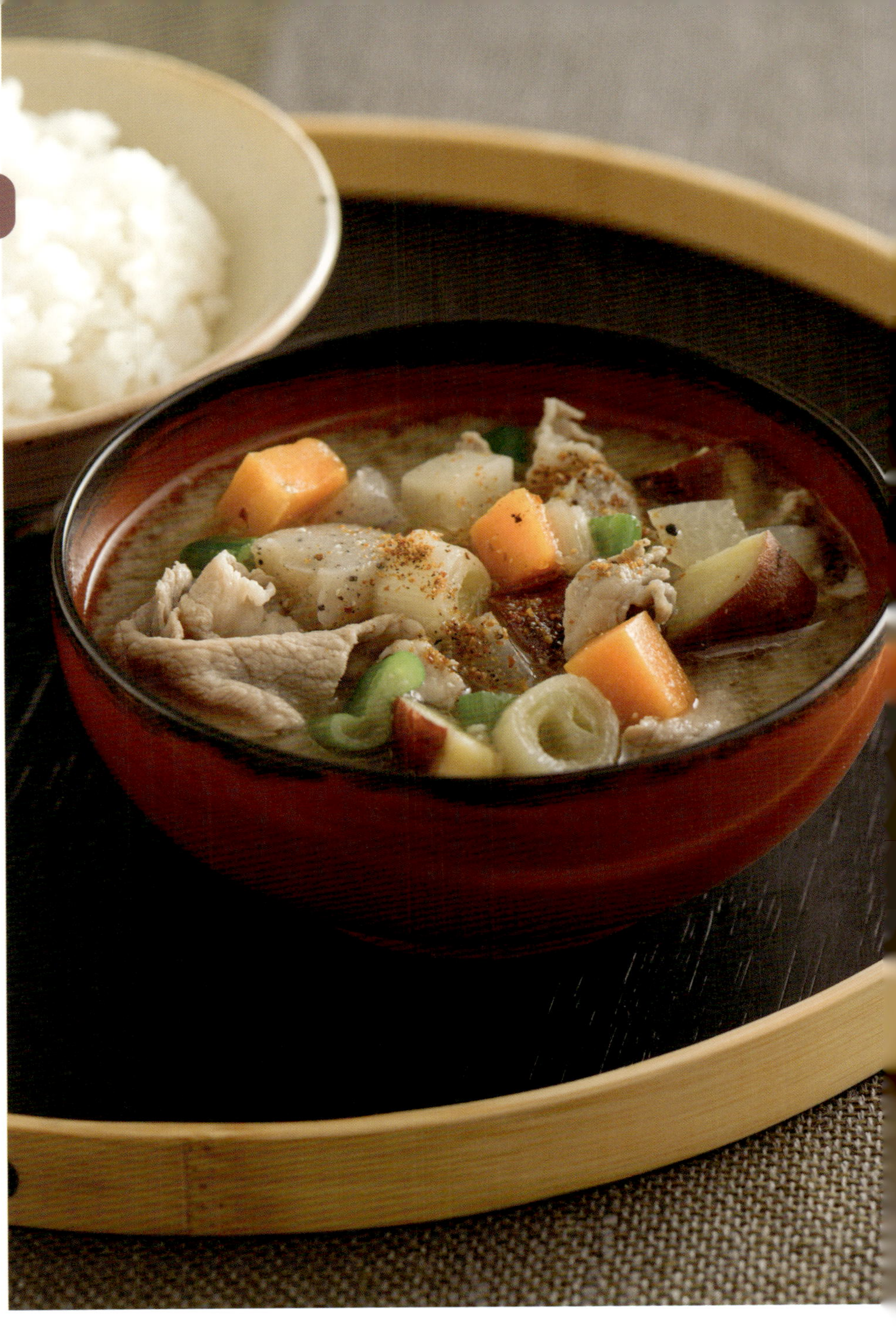

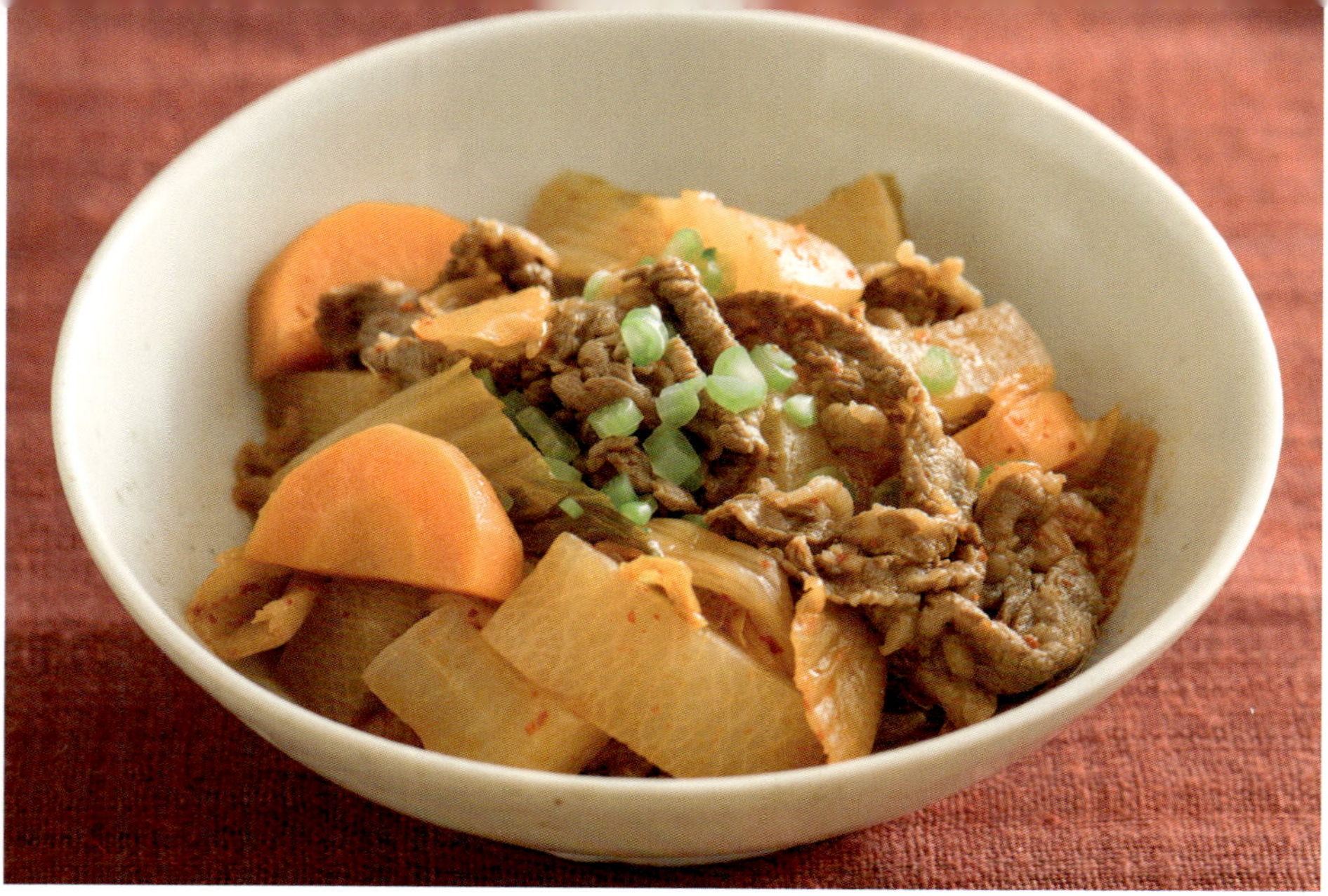

大根と牛肉のキムチ煮

キムチは腸内環境を整えるのに有効。
鉄分豊富な牛肉と合わせた食べごたえある一品

材料　2人分

牛切り落とし肉
…150g～200g
A［砂糖、しょうゆ
…各大さじ½
大根…300g
にんじん…100g
白菜キムチ…100g
B［酒…大さじ1
水…カップ¾
しょうゆ…適量
大根の茎…少々
ごま油…小さじ1

作り方

1. 大根は皮をむき2cm厚さのいちょう切りに、にんじんは1cm厚さの半月切りにする。耐熱容器に入れ、ふんわりとラップして、電子レンジで約8分加熱する。
2. 牛肉にAの砂糖をもみ込み、なじんだらしょうゆをもみ込む。
3. 鍋にごま油を熱して**2**を炒め焼きし、キムチを加えて炒め、**1**を汁ごと加える。Bも加え、煮立ったら弱火にして大根に味がしみるまで10分～15分煮る。
4. 味をみて、足りないようならしょうゆで調える。器に盛り、ゆでてきざんだ大根の茎を散らす。

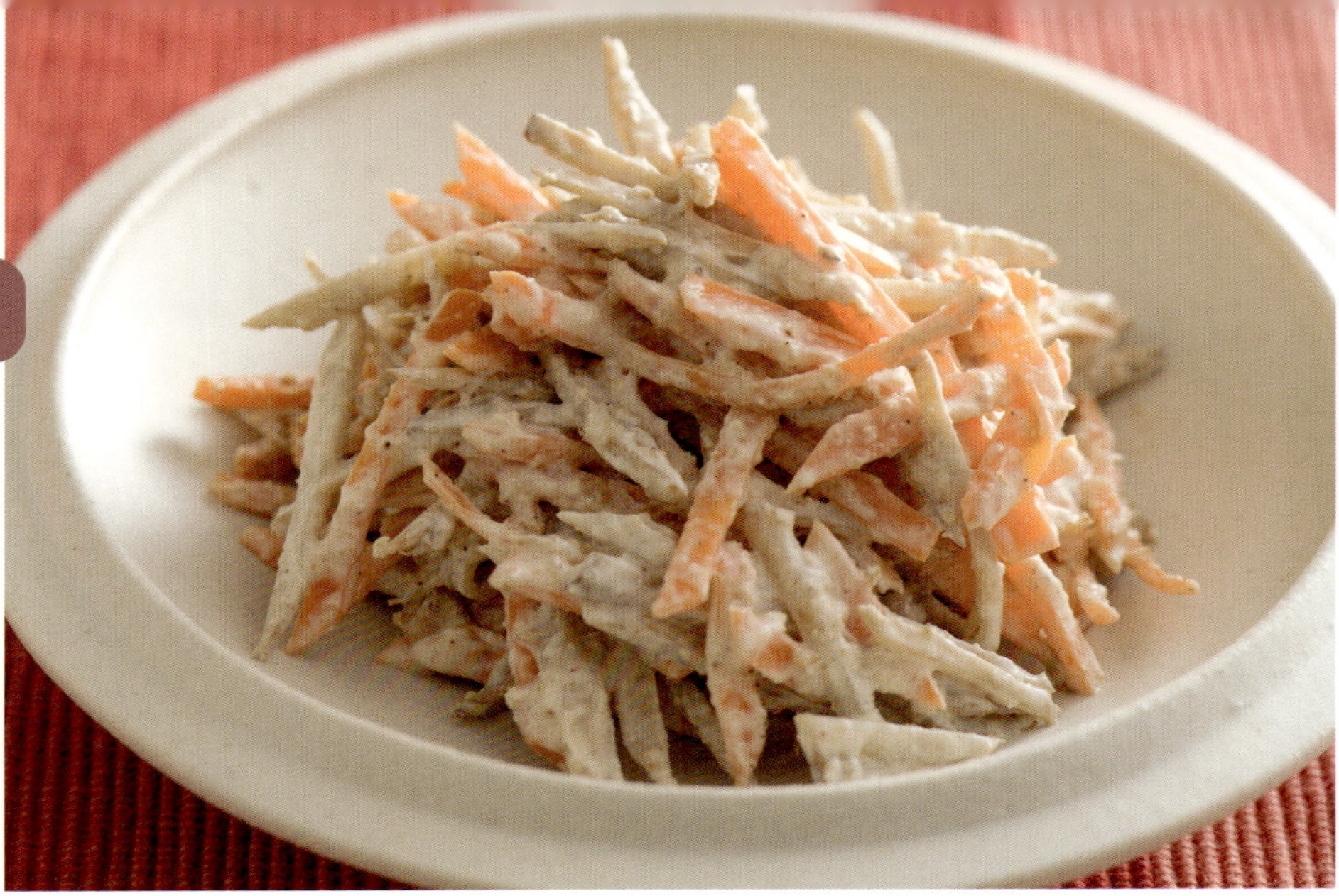

ごぼうとにんじんのごまマヨサラダ

食物繊維豊富なごぼうで老廃物をすっきり!
ヨーグルトを使い、カロリーを抑えて免疫力アップ

材料　2人分

こぼう、にんじん…各60g

A［しょうゆ、みりん…各小さじ1

［ ごまマヨネーズ ］

・すり白ごま…大さじ2

・マヨネーズ…大さじ1

・プレーンヨーグルト…大さじ4

・砂糖、酢…各小さじ1

作り方

1. ヨーグルトは新聞紙に紙タオルを重ねてその上に広げ、5分ほどおいて水分をきる。
2. ごぼうとにんじんは斜め薄切りにしてからせん切りにする。鍋に湯を沸かし、塩、酢各少々(分量外)を加え、ごぼうとにんじんをかためにゆでる。ざるにあげて湯をきり、**A**をまぶして冷ます。
3. ボウルに、**1**と他のごまマヨネーズの材料を加えて混ぜ、**2**も加えて味をからませる。

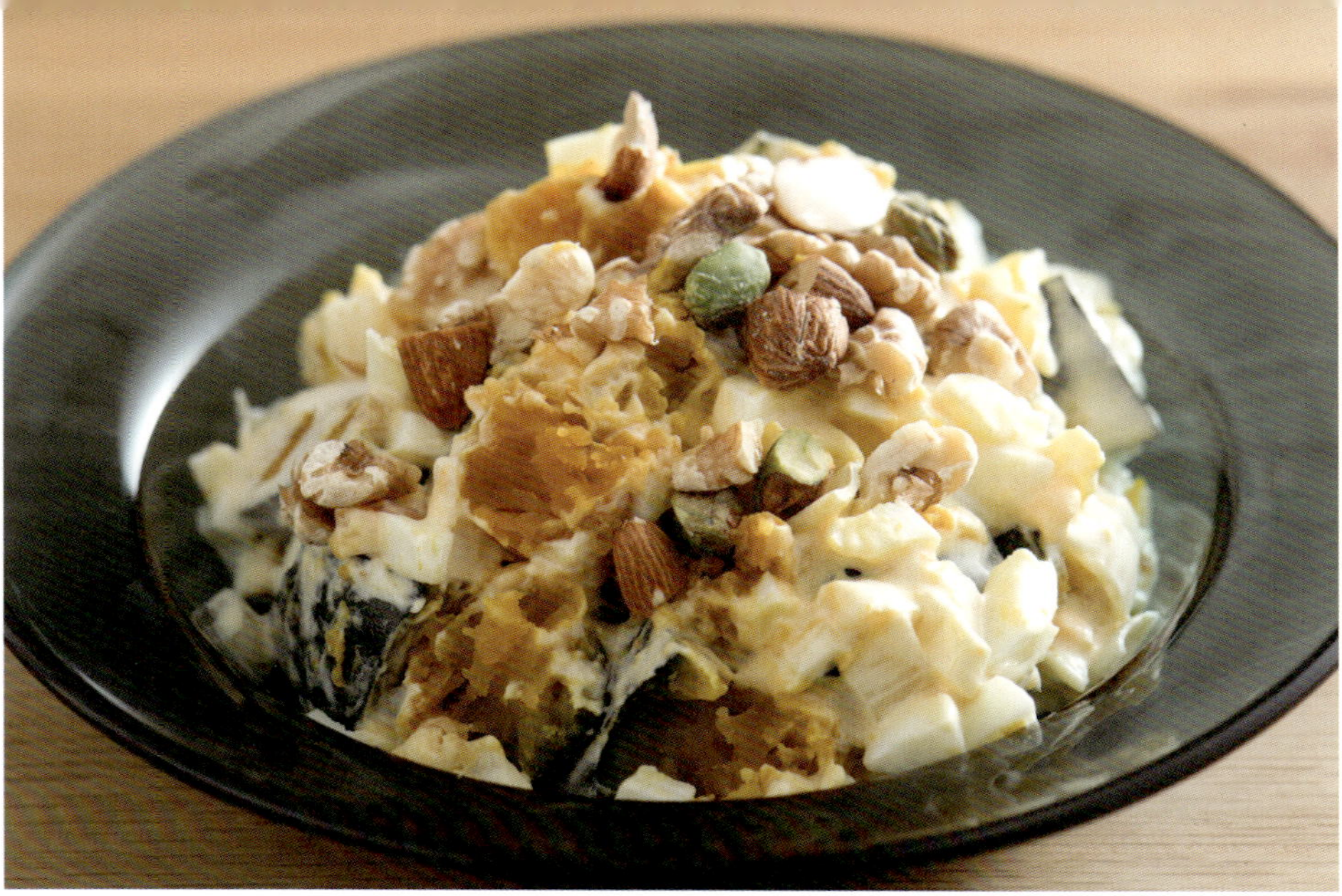

かぼちゃのサラダ

ビタミンA・C・Eを含む抗酸化作用の高いかぼちゃに
ナッツも足して、免疫力を強化!

材料　2人分

かぼちゃ…200g
ゆで卵…1個
らっきょう…2〜3粒
A プレーンヨーグルト…大さじ2
A マヨネーズ…大さじ2
ミックスナッツ(無塩のもの)…大さじ2

作り方

1. かぼちゃはスプーンで種を取る。ラップで包み、電子レンジで約4分加熱して一口大に切る。
2. ゆで卵は粗みじんに切り、らっきょうはみじん切りにし、Aと混ぜる。
3. ミックスナッツは深めの耐熱容器に入れ、電子レンジで約1分加熱する。ひと混ぜして、さらに約30秒加熱して、食べやすく粗く切る。
4. **1**と**2**を合わせて混ぜ、器に盛って**3**を散らす。

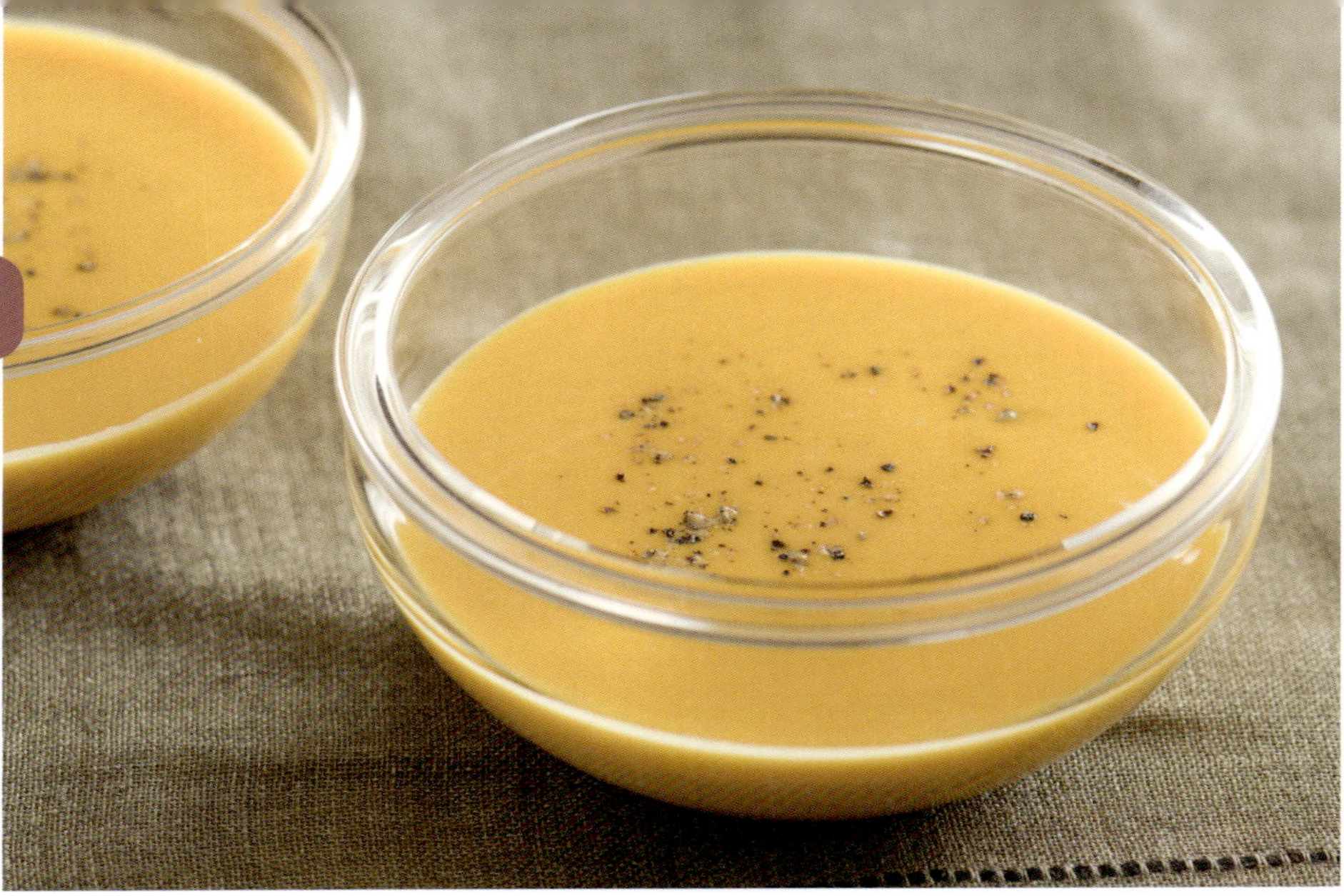

かぼちゃの冷たいスープ

腸の活動を助けるヨーグルトの
乳酸菌を壊さないように冷たいスープに

材料 2人分

かぼちゃ…150g
玉ねぎ…小½個

A
- バター…大さじ½
- コンソメの素（顆粒）…小さじ1

B
- 牛乳…カップ½
- プレーンヨーグルト…カップ¾

塩、こしょう…各少々
粗びき黒こしょう…適量

作り方

1. 玉ねぎの薄切りとAを、耐熱容器に入れる。
2. かぼちゃは皮と種を取り除き、一口大に切って**1**にのせる。ラップをして電子レンジで約4分加熱する。
3. **2**をフードプロセッサーなどに入れてなめらかになるまで攪拌する。冷蔵庫で冷やしたら、Bを加えてスープ状にのばし、塩、こしょうで味を整える。器に盛り、黒こしょうをふる。

70代でも元気いっぱい！ ひろ子先生の食生活②

家族で一番の大食い？　ひろ子先生の好物は？

好き嫌いはありません。なんでもよく食べます。とんかつだって、脂がほどよく入っているから堀江家はヒレよりも肩ロース。食べる人が太っているのかやせているのか、食が細いのかよく食べるのかによっても、牛か豚か鶏か、どの部位かなど好みが変わってきますが、私は種類を問わずに何でも食べるようにしています。豚肉はビタミンB、牛は鉄分が多いとか、それぞれに特徴があるからです。サプリではないけれど、毎日飲む牛乳はコレステロールが高めなので無脂肪乳を飲んでいます。野菜ではにんじんが大好物。積極的に摂るようにしています。きんぴらにしたり、炒め物に使ったり、甘酢漬けにしたり。にんじんは日持ちもするし便利です。うちの嫁は、野菜をたっぷり食べるようになって便秘に悩まなくなったんですよ。

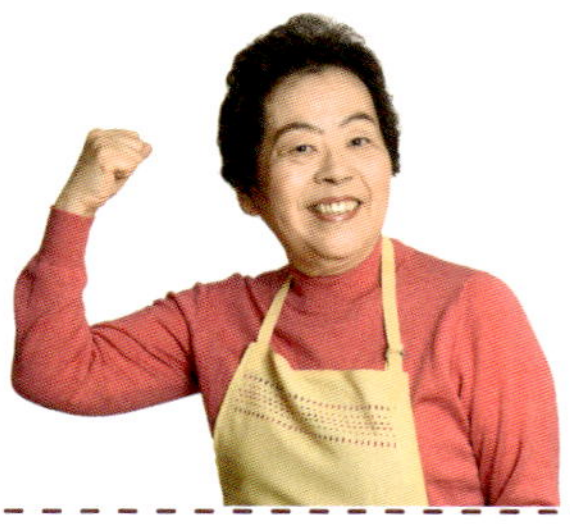

PART

03

筋力アップのおかず

筋力を高めるための食事とは？

体の骨と筋肉がしぼんでいくのが老化。筋肉を落とさないようにするには、1日3食しっかり食べて、常に体に栄養を補給すること。堀江家では欠食することなんてありえません。動物性のたんぱく質も毎食積極的に摂るように心がけましょう。

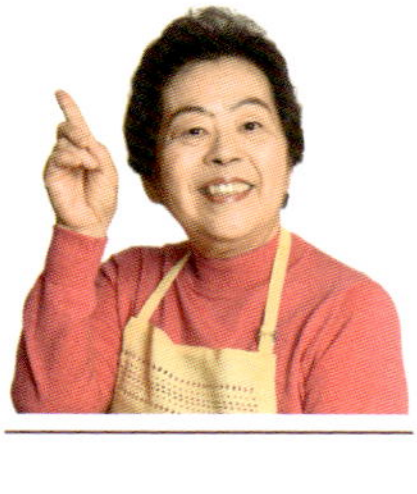

おすすめの食品

鶏むね肉・もも肉、まぐろ、かつお、牛乳、卵、高野豆腐など、たんぱく質を多く含む食品。エネルギーに変わる脂質を含む肉は、効率よく栄養を摂ることができる食品。量を食べられないのなら少しずつ毎食摂るようにしてください。

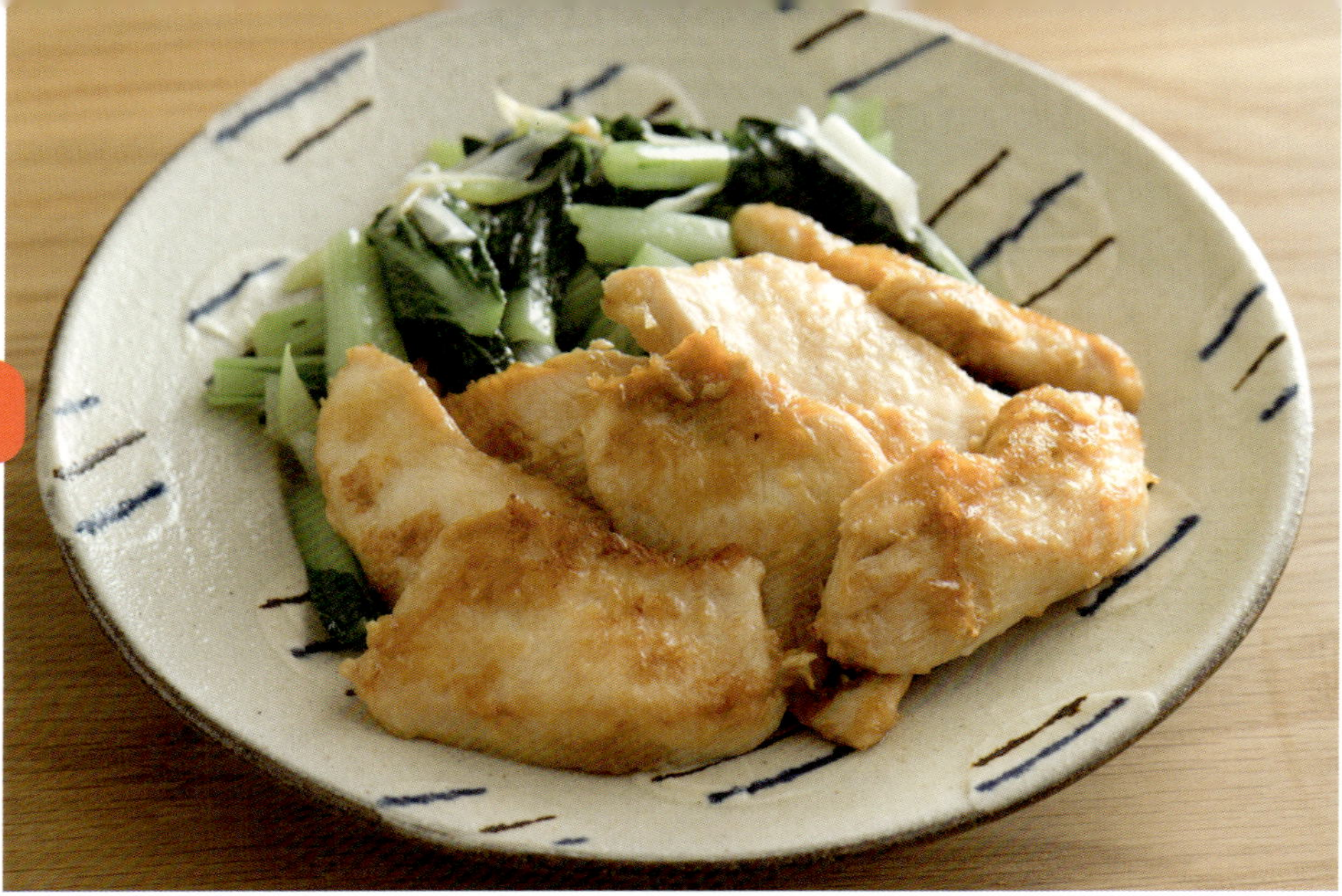

鶏むね肉のしょうが焼き

高たんぱく質・低カロリーで、やわらかく
食べやすい、むね肉のしょうが焼きです

材料 2人分

鶏むね肉…1枚(約200g)

A
- しょうがのすりおろし…大さじ1
- マヨネーズ、しょうゆ…各大さじ1
- 砂糖…大さじ½
- 片栗粉…大さじ1と½

長ねぎ…½本
小松菜…150g

B
- 鶏がらスープの素(顆粒)…少々
- 水…大さじ1

塩、こしょう…各少々
サラダ油…適量

作り方

1. 鶏肉は皮を取り、そぎ切りにする。
2. ボウルにAを入れよく混ぜ、**1**を加えて全体にからませる。油小さじ1も加えて肉にからませ、軽くほぐす。
3. 長ねぎは縦半分に切ってから1㎝幅の斜め切り、小松菜は3㎝長さに切る。
4. フライパンを中火にかけ、**2**を広げ、強めの中火で両面を焼いて取り出す。
5. **4**のフライパンに**3**と油大さじ½を入れて野菜に油をまぶし、Bを加えてふたをして強火で1～2分蒸し焼きにする。ふたを取ってひと混ぜし、塩、こしょうで味を調え、水分があれば飛ばす。**4**とともに器に盛る。

鶏ハム

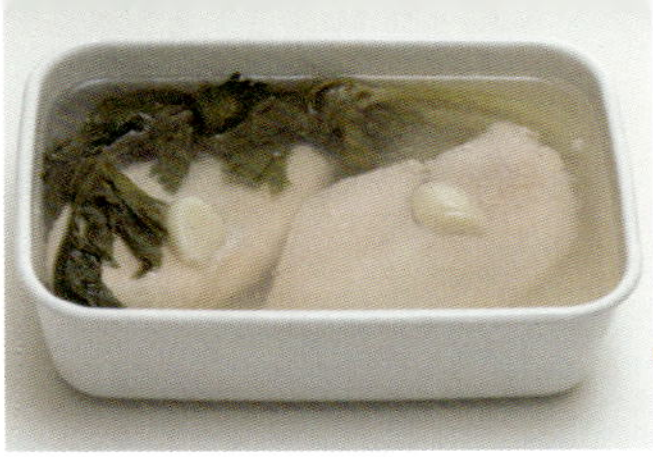

多めに作って、ほかの料理にも展開を。
右上写真のように汁ごとで4〜5日保存可

材料　作りやすい分量

鶏むね肉…2枚(500g)

A
- 白ワイン…カップ¼
- セロリの葉…2本分
- にんにく…1かけ
- 水…カップ5

塩…小さじ2

作り方

1. 鶏肉はキッチンペーパーで水けを拭き取り、皮は取り除く。ポリ袋に入れて塩を全体にまぶし、袋の空気を抜いて冷蔵庫で2〜3日おく。にんにくは縦半分に切る。
2. 鶏肉を鍋に入れ、**A**を加えて中火にかける。煮立ったらあくを取り、弱火にして3〜4分加熱して火を止める。キッチンペーパーをかぶせて、冷えるまでおき、余熱で火を通す。
3. 密閉容器に汁ごと入れ、キッチンペーパーをかぶせた状態で冷蔵庫に保存する。

アレンジ

◆ブロッコリーと鶏ハムのサラダ(左上)

作り方

1. ブロッコリーは小房に分けて、好みの固さにゆでて湯をきる。
2. 鶏ハムは一口大の角切りにし、ブロッコリーと合わせ、ごまドレッシングやマヨネーズなど、好みのものをかける。トマトやセロリなど好みの野菜を加えても。

◆チキンラーメン(左下)

作り方

1. 鶏ハムは好みの厚さに薄切りにし、細ねぎ適量は小口切りにする。
2. 鶏ハムのゆで汁を煮立て、味を見て塩少々で味を調える。
3. 中華麺をゆでて湯をよくきって温めた器に盛り、**2**を注ぎ、**1**をのせ、好みで粗びき黒こしょうをふる。ゆで卵などを入れても。

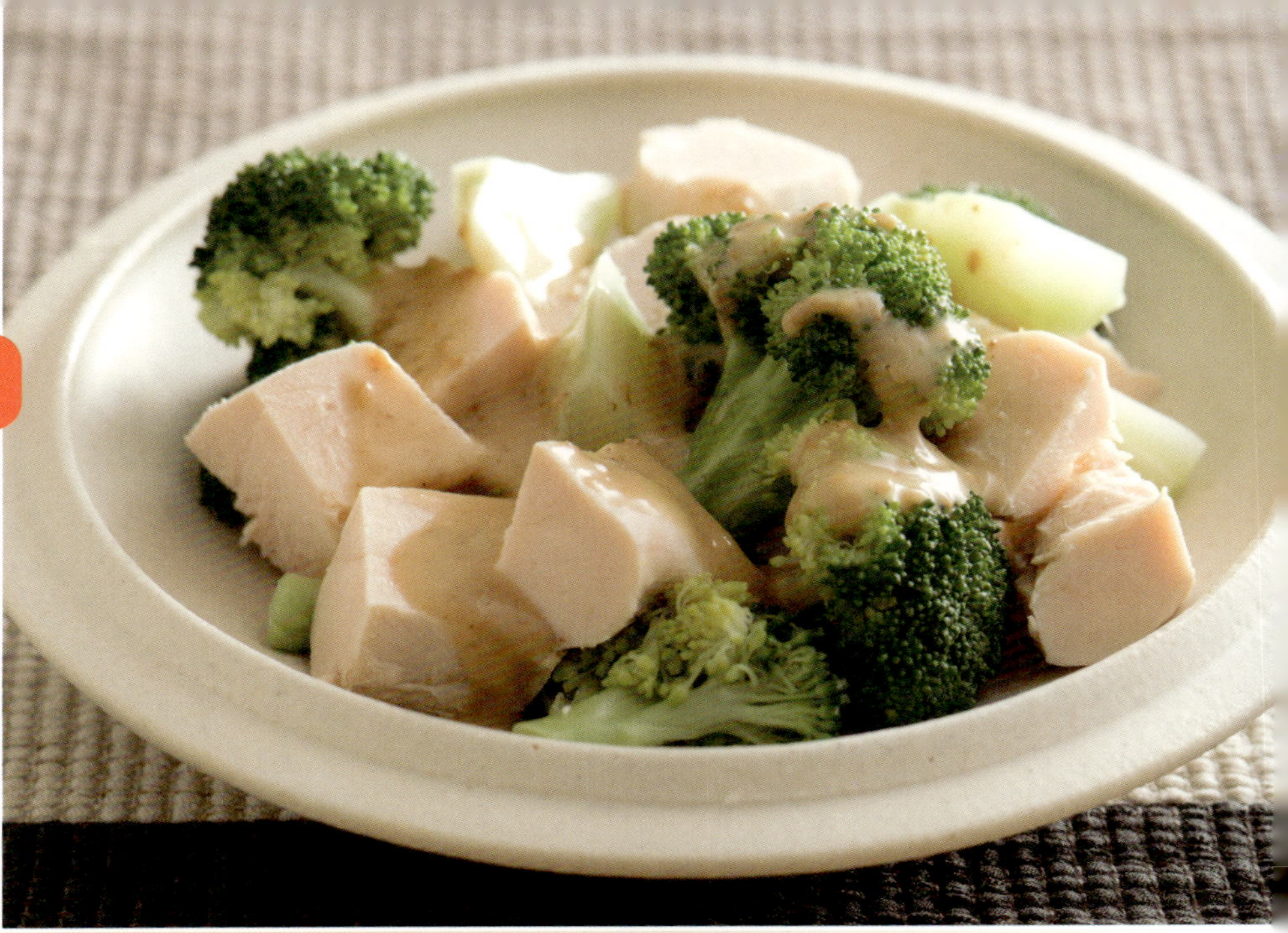

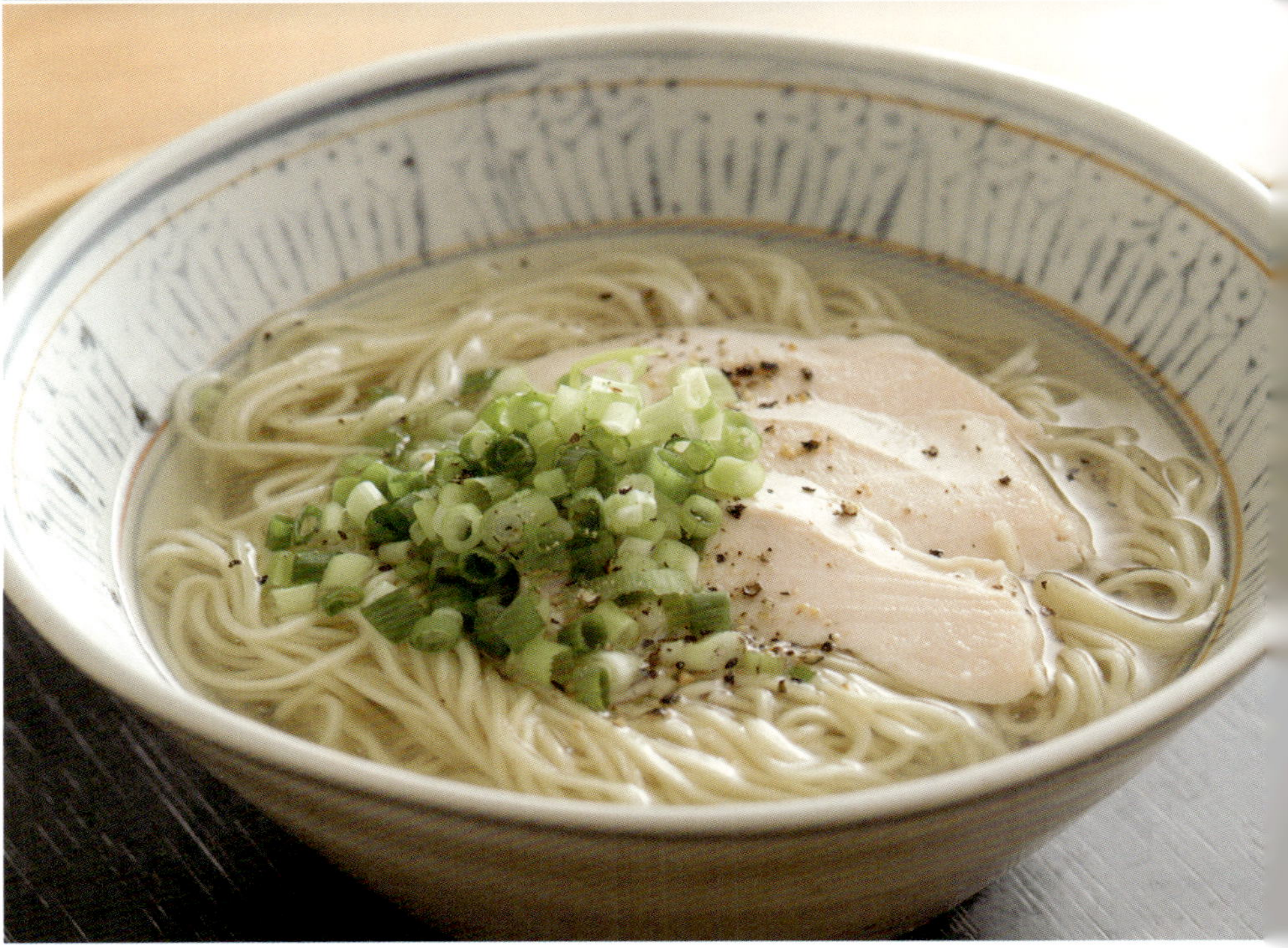

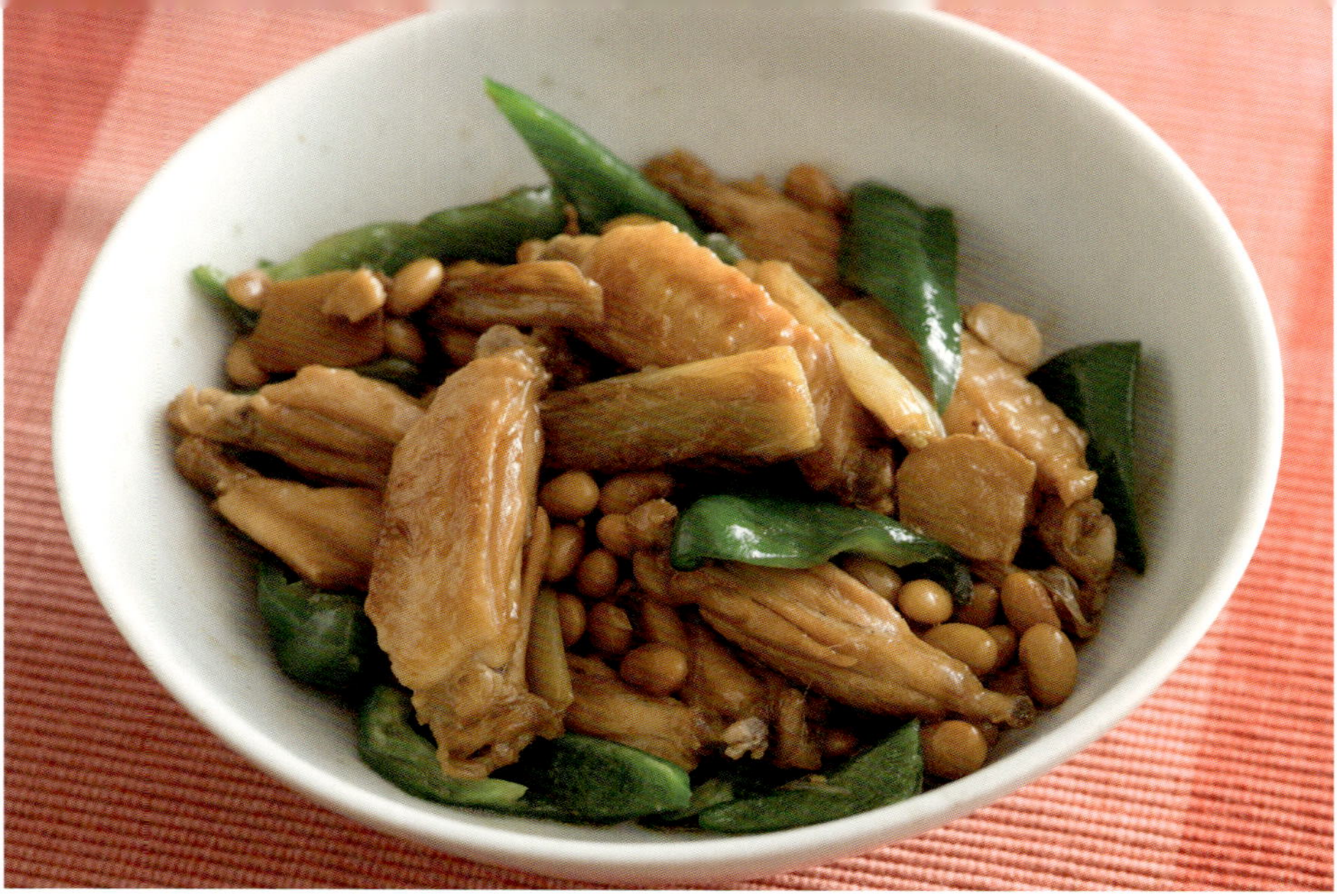

大豆と手羽中の煮物

動物性たんぱく質の手羽中と、
植物性たんぱく質の大豆を組み合わせて筋力強化

材料　2人分

蒸し大豆(レトルトや缶詰など)
…100〜140g
手羽中…8〜10本
ピーマン…2個
しょうゆ…大さじ½
A
- 長ねぎ…½本
- しょうが…1かけ
- ごま油…大さじ1

B
- 酒…大さじ1
- 水…カップ¾

オイスターソース
…大さじ1と½
しょうゆ…少々

作り方

1. 手羽中にはしょうゆをもみ込む。長ねぎは3〜4㎝長さに切り、ピーマンは縦4つに切ってから斜め半分に切る。しょうがは薄切りにする。
2. フライパンにAを入れて中火にかけ、チリチリしてきたら、手羽中を加えてこんがり焼く。
3. **2**に大豆を加え、Bを加えてふたをして、中火で約5分煮る。オイスターソースを加え、ふたなしで約10分煮る。煮汁が多ければ煮つめて、しょうゆで味を整える。

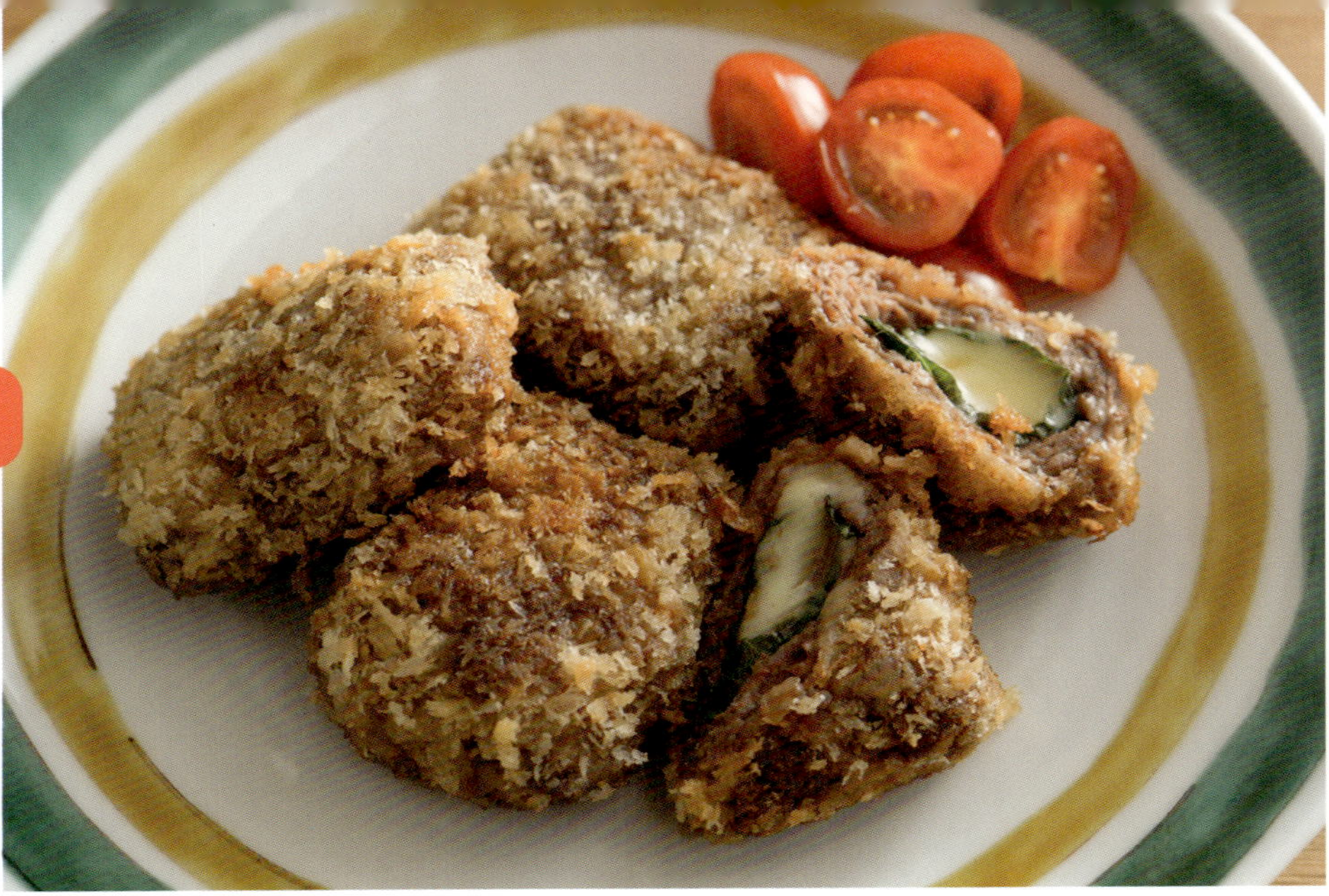

牛肉のチーズカツ

牛肉で筋肉の合成や修復に必要な必須アミノ酸を摂りましょう。
チーズを入れてたんぱく質UP

材料 2人分

牛もも薄切り肉
…4枚(150～200g)
プロセスチーズ…4～8枚
青じそ…4枚
しょうゆ…大さじ½
A
- マヨネーズ…大さじ½
- 小麦粉…大さじ2
- 水…大さじ1

パン粉、揚げ油…各適量
ミニトマト…適量

作り方

1. 牛肉をまな板の上に広げ、しょうゆをふり、手の平で押すようにして下味をつける。
2. 青じそでチーズをはさむ。
3. 広げた牛肉の上に**2**をのせ、チーズがはみ出さないように牛肉で包む。
4. Aを混ぜてとろりとした状態にし、**3**の全体にからめ、パン粉をしっかりまぶす。
5. 小さめの鍋かフライパンに揚げ油を1～2㎝入れて180℃に温め、こんがり揚げて油をきる。器に盛り、ミニトマトを添える。

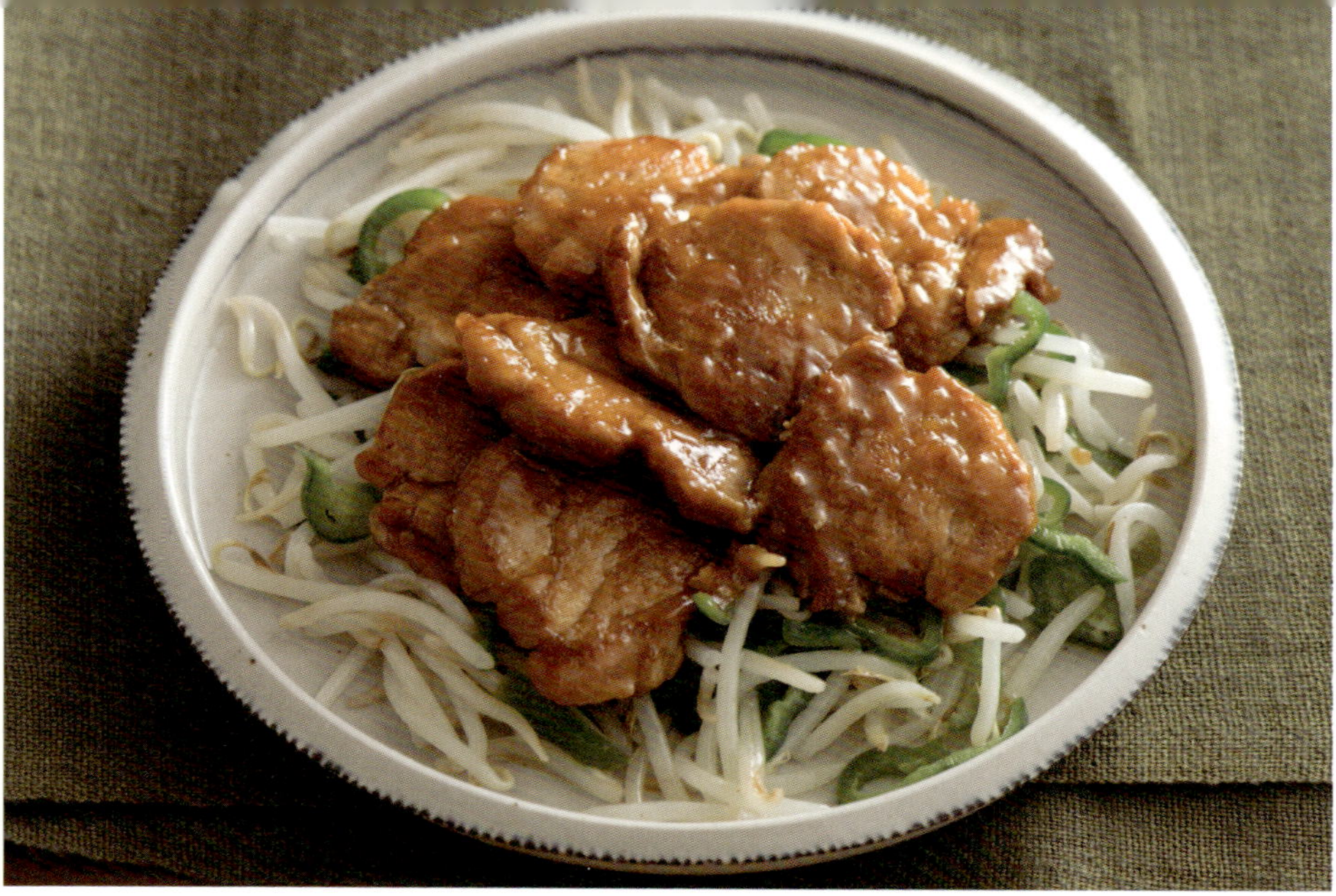

豚肉の梅肉ソテー

豚のひれ肉は高たんぱくで低脂肪。ビタミンB_1も豊富。
緑黄色野菜のピーマンを添えて

材料 2人分

豚ひれ肉…150～200g
しょうゆ…大さじ½
片栗粉…適量
〔 梅肉だれ 〕
・梅肉…大さじ1
・しょうゆ、砂糖、みりん、
　酒…各大さじ½
・水…大さじ3
サラダ油…大さじ1
もやし…200g
ピーマン…2～3個
A ┌ 鶏がらスープの素（顆粒）
　│ …小さじ1
　└ サラダ油…少々

作り方

1. 豚肉は1cm厚さくらいに切り、しょうゆをまぶして下味をつける。ピーマンは細切りにする。梅肉だれの材料は合わせておく。
2. 豚肉に片栗粉をまんべんなくまぶす。フライパンに油大さじ1を入れて中火で熱し、豚肉を入れて両面焼く。だいたい火が通ったら、梅肉だれを加えて味をからめる。
3. もやしとピーマンは耐熱容器に入れ、Aの油少々をまぶし、鶏がらスープの素を加える。ラップして電子レンジで約3分加熱し、水けをきって器に盛り、**2**をのせる。

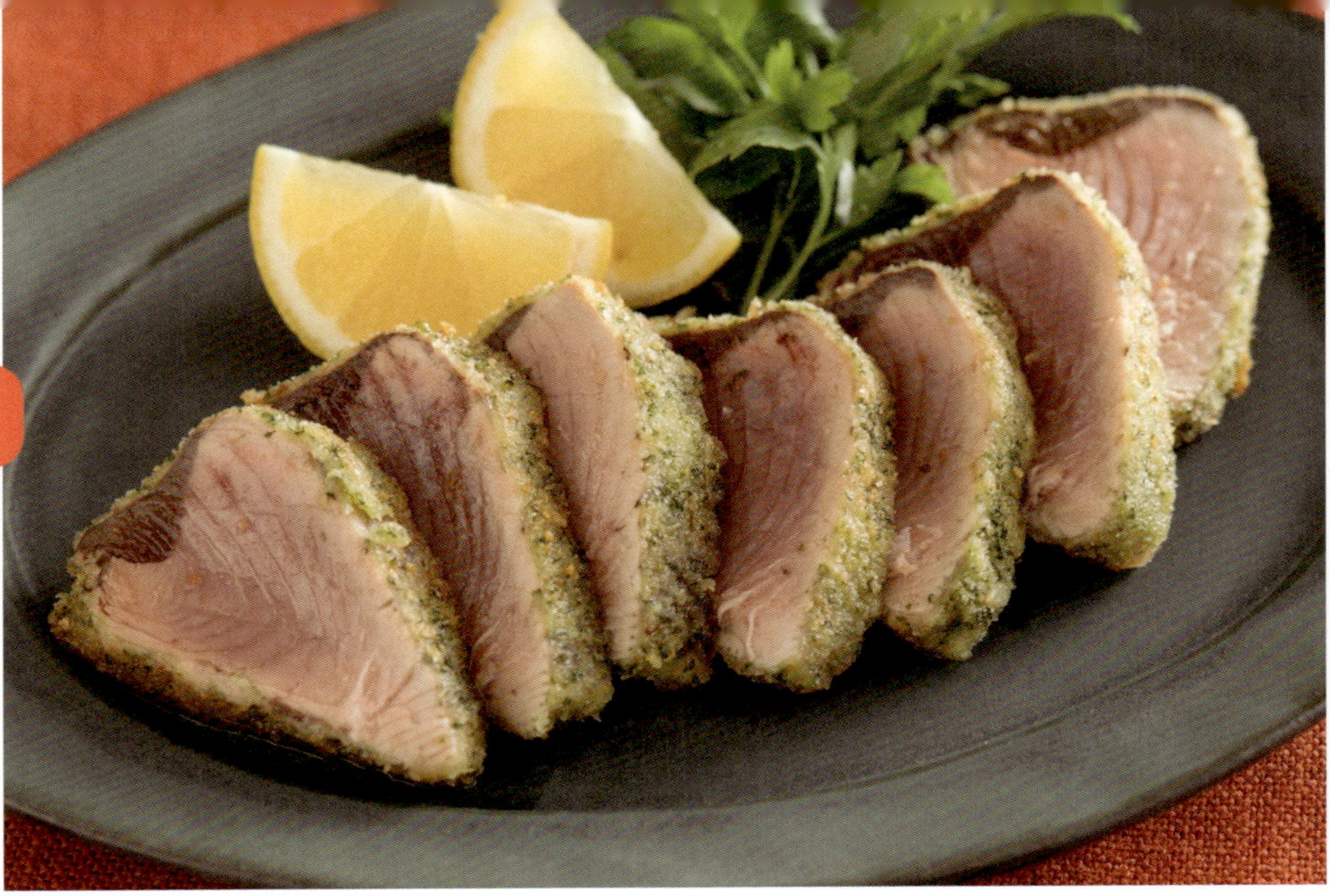

かつおのハーブパン粉焼き

かつおは高たんぱく低カロリー。鉄分も豊富。
ビタミンA・C・Eの多いパセリをパン粉に混ぜて

材料 2人分

かつお(刺身用さく)
…1さく(約200g)
塩…小さじ½弱
A
- 牛乳、小麦粉…各大さじ1
- 塩…ひとつまみ
- こしょう…少々

B
- パン粉…20g
- パセリ…1本
- にんにく…½かけ

オリーブオイル…適量
好みの葉野菜、レモンの
くし形切り…各適宜

作り方

1. かつおは塩をして10〜15分おき、出てきた水分はキッチンペーパーに包んで拭き取る。
2. Aを混ぜて、**1**の全体にまぶす。
3. Bを合わせてフードプロセッサーにかけて細かくし、**2**の全体にまぶす。
4. フライパンにオリーブオイルを入れて中火にかけ、**3**を入れて表面がカリッとするまで焼く。中には火が通らなくてよい。冷めたら1㎝厚さくらいに切り、葉野菜とレモンと器に盛る。

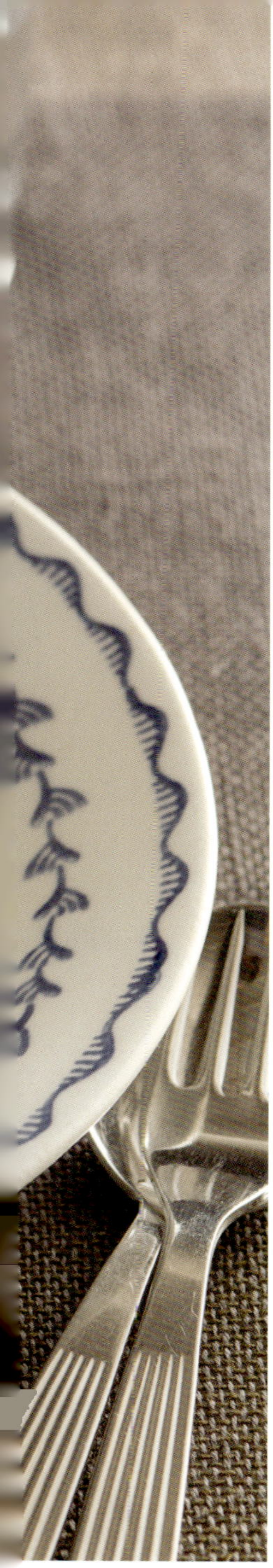

さけときのこのクリーム煮

さけに含まれるアスタキサンチンや
ビタミンB群は筋肉疲労の軽減に有効です

材料 2人分

生さけ…2切れ
A ［塩…小さじ¼
　 こしょう…少々
玉ねぎ…½個
しめじ、まいたけ…各1パック
小麦粉…適量
B ［コンソメ(顆粒)…小さじ1
　 白ワイン…大さじ2
生クリーム(脂肪分35％)
　…カップ½
オリーブオイル…適量

［ パセリごはん ］

・ご飯…300g
・パセリ(みじん切り)
　…大さじ4
・バター…大さじ½
・塩…適量

作り方

1. さけは長さを2～3等分に切り、Aをふって5分ほどおき、キッチンペーパーで水けを拭く。
2. 玉ねぎは縦¼に切り、繊維を断ち切るように薄切りにする。しめじとまいたけは食べやすくほぐす。
3. **1**に小麦粉を薄くまぶす。フライパンにオリーブオイル大さじ1を入れて中火にかけ、さけの両面を軽く焼いて取り出す。
4. 同じフライパンにオリーブオイル少々を足して玉ねぎを入れ、透き通るまで炒める。**3**をもどし、しめじとまいたけを加える。Bも加えてふたをして2～3分蒸し煮にする。
5. 最後に生クリームを加えて軽く煮つめ、塩、こしょうで味を調える。
6. 熱いご飯にパセリとバター、塩を混ぜてパセリライスを作る。器に盛り、**5**をかける。

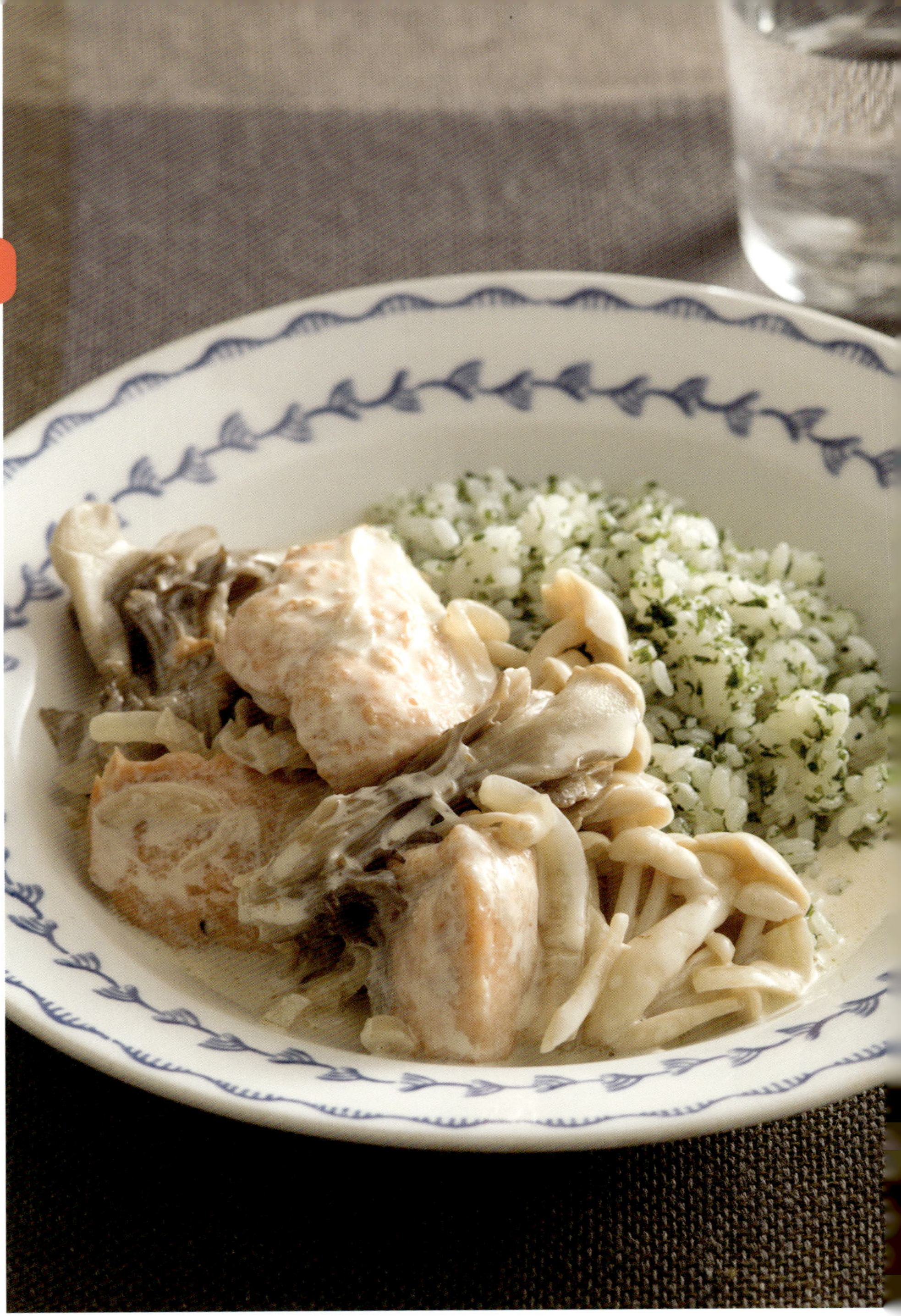

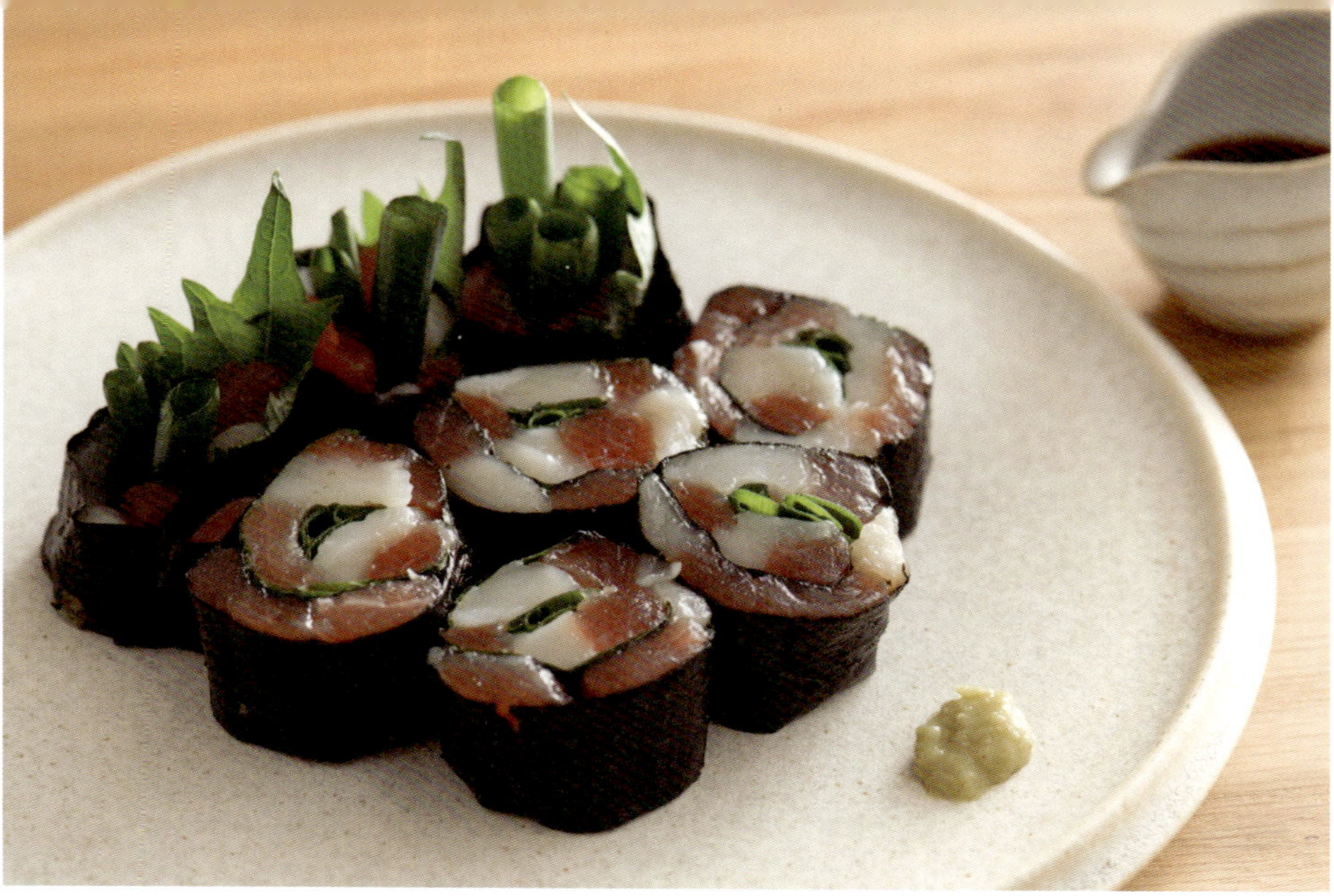

まぐろとほたての磯辺巻き

まぐろとほたては亜鉛と鉄分も多く、
傷ついた筋肉の修復にも役立つ

材料　2人分

まぐろ(赤身・刺身)…100g
ほたて(刺身)…100g
青じそ…6枚
細ねぎ…2～3本
のり…1枚(手巻き用2枚でもよい)
しょうゆ、練りわさび…各適量
塩…少々

作り方

1. まぐろとほたては棒状に切り、塩をふる。
2. のりを半分に切り、青じその半量をのせてその上に**1**の半量を広げる。のりの長さに合わせて切った細ねぎもおき、手前からのり巻き状に巻く。巻き終わりは下にしておく。残りも同様に。
3. **2**を一口大に切り分けて器に盛り、わさびとしょうゆを添える。

いつものお刺身をのりで巻くだけでごちそうに。
青じそはベータカロテンいっぱいよ

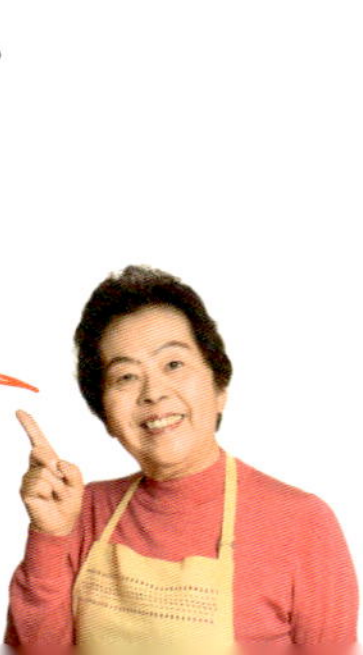

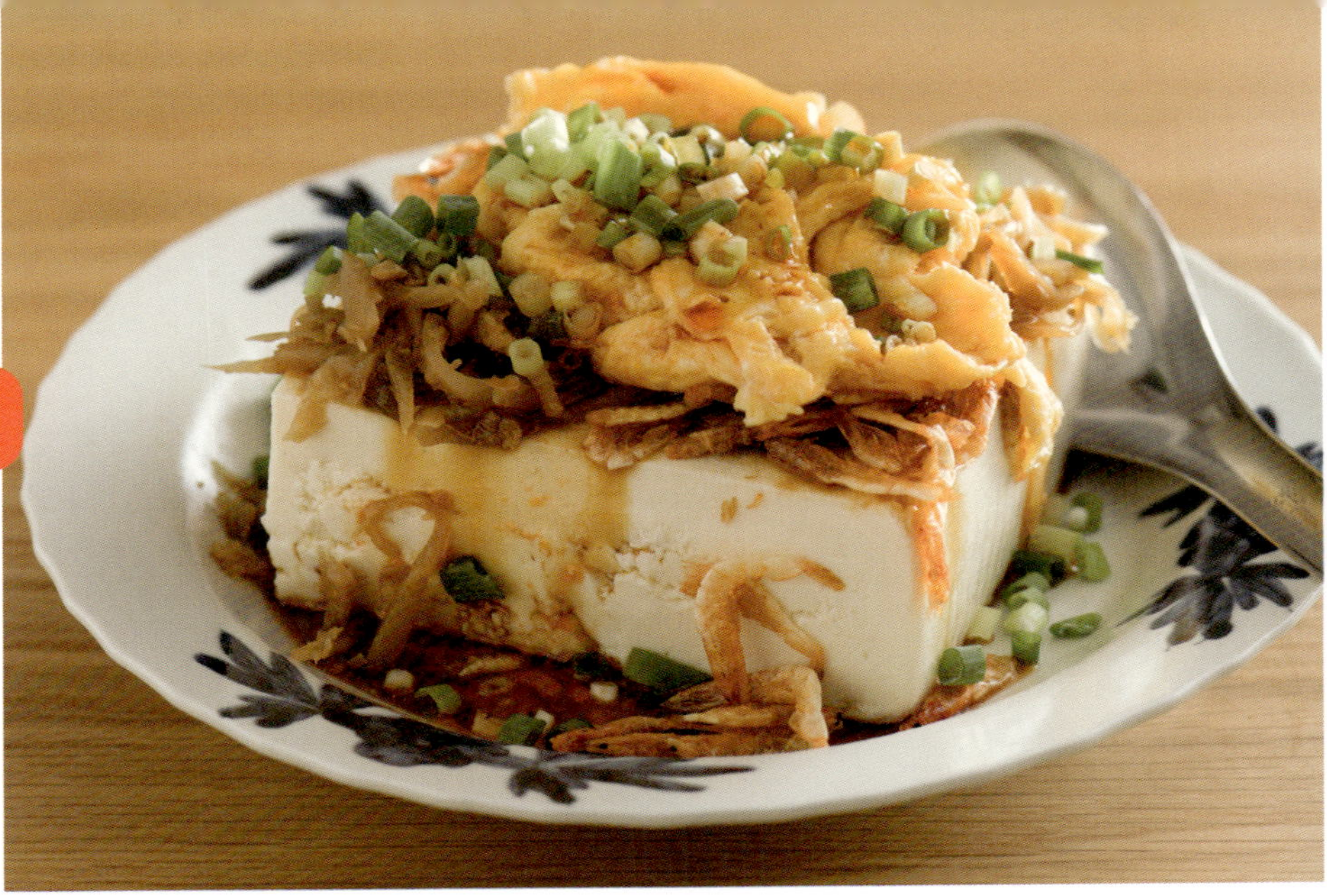

中華風冷や奴

木綿豆腐に卵を合わせることで、冷や奴も主役級のおかずに。
桜えびでカルシウムもプラス

材料 2人分

木綿豆腐…1丁
卵…1個
桜えび…大さじ2〜3
ごま油…小さじ1
A
しょうゆ…大さじ1と½
酢…小さじ2
砂糖…小さじ1
塩、こしょう…各少々
ザーサイ…適量
細ねぎ…少々
サラダ油…適量

作り方

1. 豆腐はキッチンペーパーにのせて水けをきり、冷やしておく。
2. 桜えびは刻んでごま油をまぶし、から炒りするか、電子レンジで30秒加熱する。
3. フライパンに油大さじ½を入れて強火で熱し、溶き卵を入れて混ぜ、ふんわり大きい中華風炒り卵を作る。
4. ザーサイは細切りに、細ねぎは小口切りにする。
5. Aの材料を混ぜる。
6. 器に豆腐を盛り、桜えびと**3**、**4**をのせ、**5**をかける。

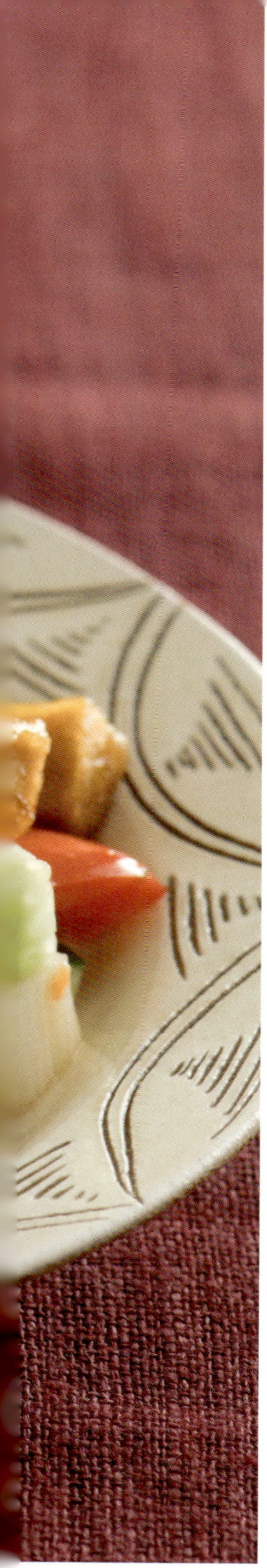

高野豆腐の唐揚げ甘酢あえ

植物性たんぱく質が豊富な高野豆腐。
唐揚げにするとムチッとした食感が楽しめます

材料　2人分

高野豆腐…2枚
A
- しょうゆ…大さじ1と½
- 酒(またはみりん)…大さじ½
- 和風だしの素(顆粒)…少々
- にんにくのすりおろし(しょうが汁でもよい)…少々

片栗粉、揚げ油…各適量

トマト…小1個
きゅうり…1本
セロリ…½本
塩…少々

〔甘酢〕
- 酢…大さじ2
- 砂糖…大さじ1
- 酒(だし汁でもよい)…大さじ2
- 塩…小さじ¼
- しょうゆ…少々

作り方

1. 高野豆腐は湯または水に浸してやわらかくなるまで戻す。手の平にはさんで水けをかたく絞り、1.5㎝角程度に切り、さらに手の平にはさんで水けを絞る。
2. Aを混ぜて**1**を加え、手の平で押すようにして味をしみこませ、汁けを軽く絞る。
3. 高野豆腐に片栗粉をまぶし、170℃に熱した揚げ油でこんがりするまで揚げて油をきる。
4. トマト、きゅうり、セロリも1.5㎝角程度に切り、塩をふる。
5. 甘酢の材料を合わせて、**3**と**4**を加えてあえる。

唐揚げをそのまま食べてもおいしいです
おつまみにもお弁当のおかずにもなります

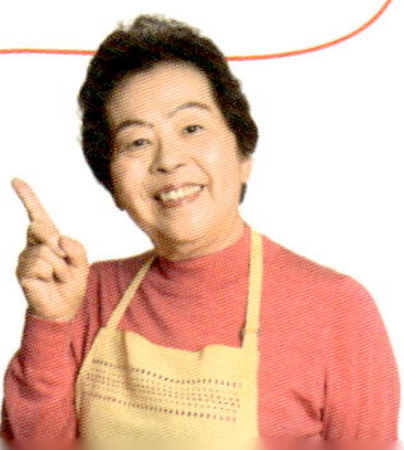

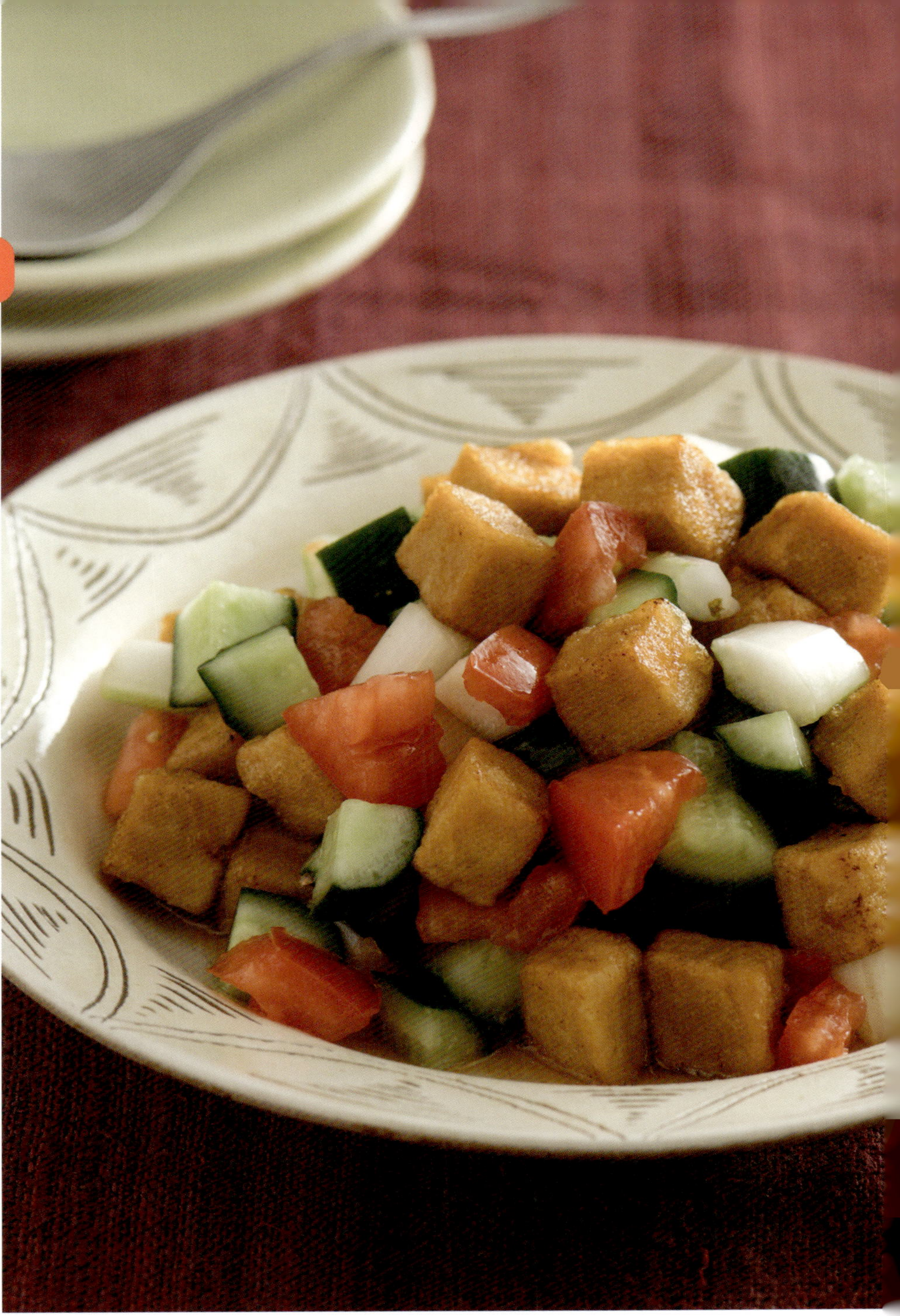

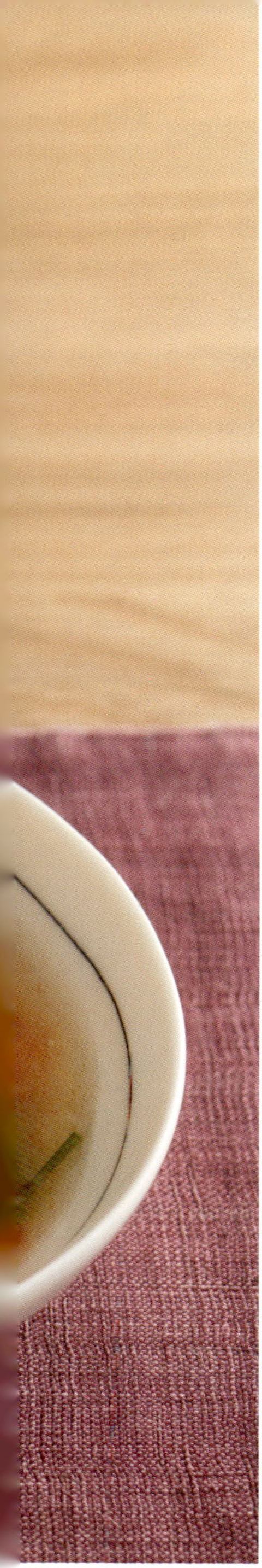

落し卵のくずあんかけ

えびは高たんぱく質、低カロリーな優秀食材。
えびと卵のダブルたんぱく質メニュー

材料 2人分

卵…2～4個
むきえび…8尾
A［塩、酒…各少々
片栗粉…大さじ½
トマト…½個
三つ葉…½把

B［だし汁…カップ1
塩…小さじ¼
酒…大さじ1
薄口しょうゆ…少々］

〔水溶き片栗粉〕
・片栗粉…小さじ1
・水…大さじ1

しょうが汁…少々

作り方

1. 落とし卵を作る。卵は小鉢などに1つずつ割り入れておく。小鍋に湯2カップを沸かし、塩少々、酢大さじ1（分量外）を入れて煮立てる。少し火を弱めて、卵をひとつずつそっと入れ、3～4分ゆでる。白身がかたまったら玉じゃくしですくい上げ、水に取って冷ます。
2. えびは**A**をふりかけ、片栗粉をまぶす。
3. トマトは1㎝角に切り、三つ葉は2～3㎝長さに切る。
4. Bを鍋に入れて煮立て、えび、三つ葉を加え、煮立ったら水溶き片栗粉をよく混ぜて加え、とろみをつける。
5. 深めの器に**1**を入れ、**4**をたっぷりかけて、しょうが汁をふる。

※むきえびなくあさりやほたての水煮でもOK。三つ葉の代わりにブロッコリーでもよい。だし汁の中で加熱すると、ビタミンA・Cが強化されます。

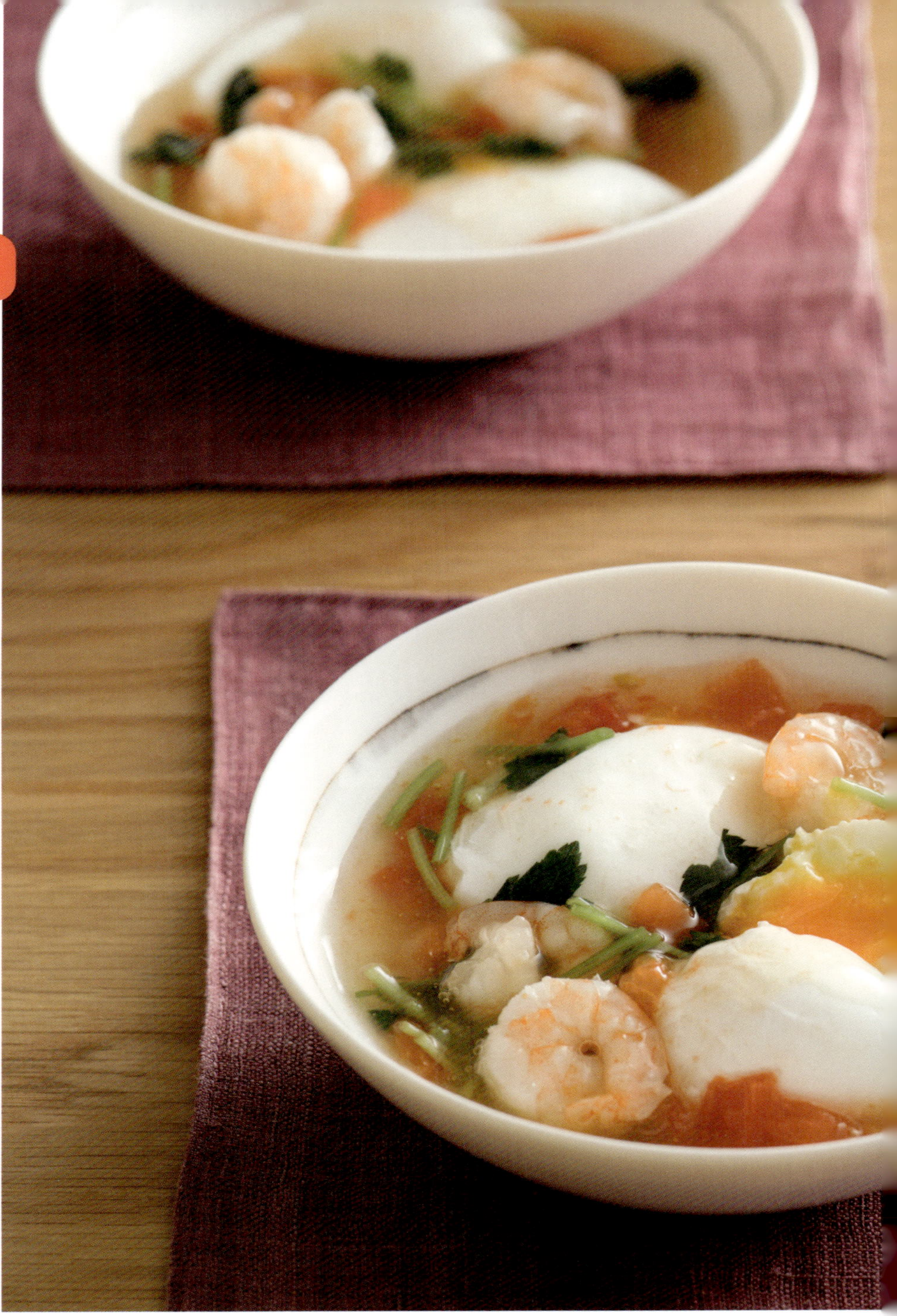

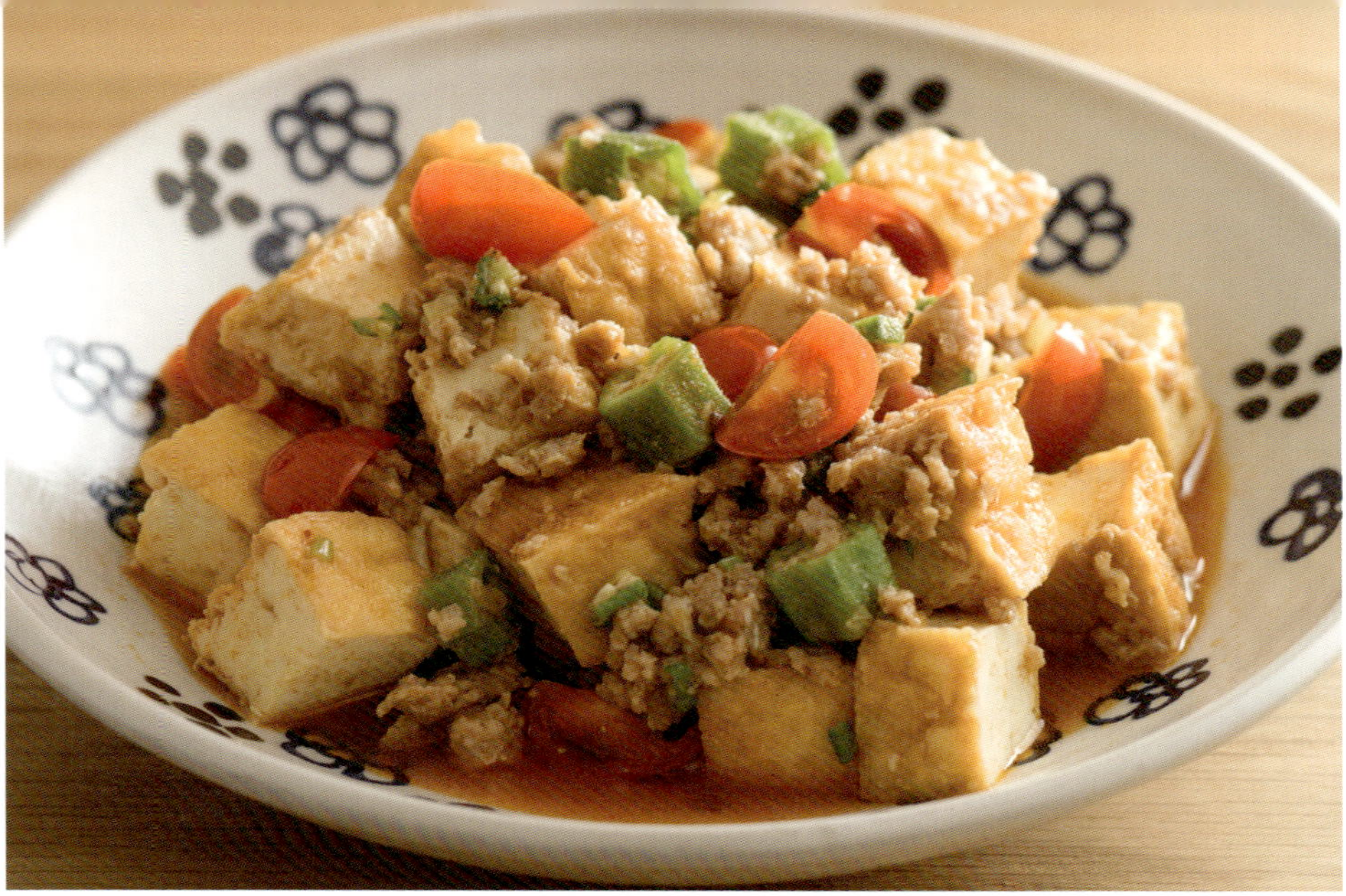

レンジで厚揚げマーボー

豚ひき肉と厚揚げの組み合わせで、
動物性&植物性のたんぱく質のダブル効果

材料　2人分

厚揚げ…1枚(約200g)
しょうゆ…小さじ1
豚ひき肉…100g
オクラ…1袋
ミニトマト…5個
長ねぎのみじん切り
　…大さじ2
A
　焼肉のたれ…大さじ2
　鶏がらスープの素(顆粒)
　　…小さじ1
　酒…大さじ½
ごま油…小さじ2〜3
しょうゆ、ラー油…適量

作り方

1. 厚揚げは2㎝角に切り、しょうゆをまぶす。
2. オクラの半量は粗みじんに切り、残りの半量は1㎝幅切りにする。ミニトマトはへたを取って縦4等分に切る。
3. 耐熱容器にひき肉と**A**、粗みじん切りのオクラ、長ねぎのみじん切りを加えてよく混ぜ、**1**と残りのオクラを加えて混ぜる。ごま油をまわしかけ、ラップなしで、電子レンジで約5分加熱して、ひと混ぜする。
4. **3**にミニトマトとラー油を加えて混ぜ、器に盛る。

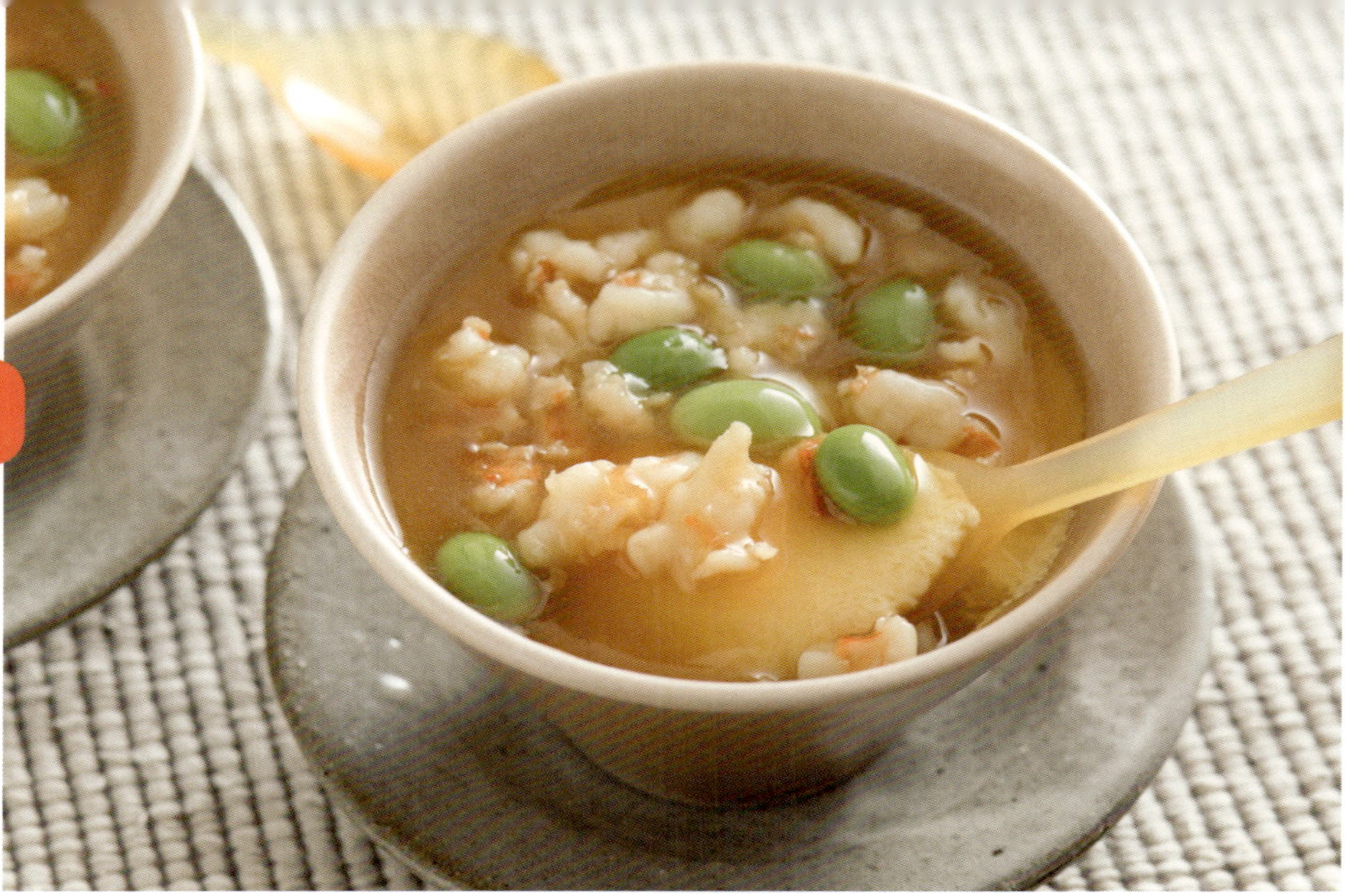

牛乳茶碗蒸し

具材の準備の手間もかからず。
だしの代わりに牛乳を使ってたんぱく質アップ

材料 2人分

卵…1個
A
- 牛乳…カップ1
- 塩…小さじ¼弱

むきえび…50g
B
- だし汁…大さじ6
- 薄口しょうゆ…大さじ½
- 酒、みりん…各小さじ1

枝豆(冷凍でもよい)…適宜
〔 水溶き片栗粉 〕
・片栗粉…小さじ1
・水…大さじ1

作り方

1. 卵はよく溶きほぐしてAを加えて混ぜ、器に注いでおく。
2. 鍋にキッチンペーパーを敷いて、水を2cm程度を注ぎ、**1**を並べる。火にかけて沸騰したらふたをして、ごく弱火にして10〜15分ほど加熱する。
3. むきえびは片栗粉適量(分量外)をまぶして洗い、粗みじん切りにする。
4. 鍋にBを入れて煮立て、**3**、しょうがのすりおろし、あれば枝豆などを加え、水溶き片栗粉を加え、とろみをつけ、**2**にかける。

70代でも元気いっぱい!

ひろ子先生の食生活③

風邪もひかない免疫力の高さを保つ秘訣

「1日30品目食べましょう」とよく言われますよね、私の場合一品に3〜4種類の素材は入るので、品目数でいうと一日軽く30品目以上は食べています。朝にミネストローネや豚汁を食べるともっと増えますよ。残り野菜をたっぷりと入れちゃうので。ちなみにジャンクフードはめったに食べません。「少しだから」と思っても、その積み重ねになりますから。

おやつにナッツや小魚などをよく食べます。ぽりぽり食べちゃいます。噛むことはいいことですよね、とても大事です。煎った大豆や干し芋も大好き。もちろん、甘いものもいただきますよ。結局はいろんなものを食べることが大事なんじゃないかな、と思っています。ちょっと食べ過ぎなことはわかっていますし、少々反省しています。

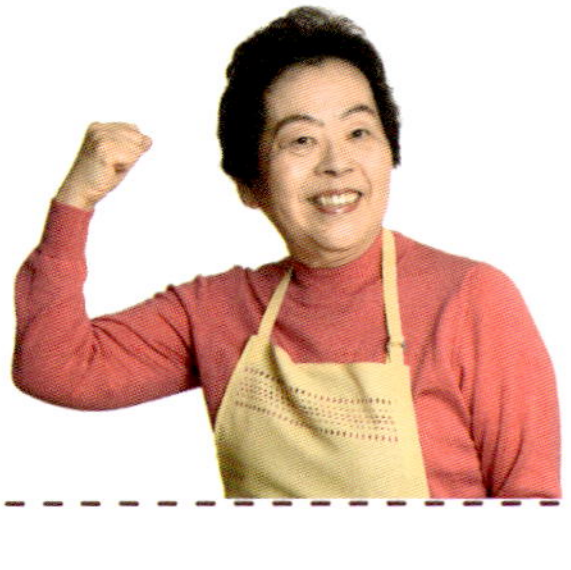

PART

04

骨密度アップのおかず

骨密度を高めるための食事とは？

我が家では毎朝牛乳、またはヨーグルトを必ず食べています。この毎日の積み重ねで骨密度を高めているのだと思います。あとは、おやつに小魚を食べる、豆腐はカルシウムなど栄養価が高い木綿豆腐を選ぶなど、意識して摂ることが大切です。

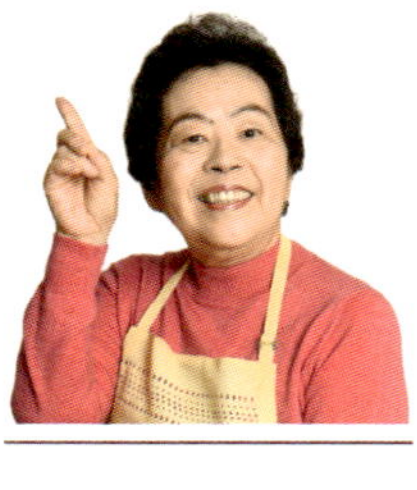

おすすめの食品

牛乳、チーズ、ヨーグルトなどカルシウムを豊富に含む乳製品。これらはカルシウムの吸収率にも優れています。そのほかに干魚やひじき、切り干し大根などの干物類、小魚や緑黄色野菜、豆腐などもカルシウムが豊富に含まれています。

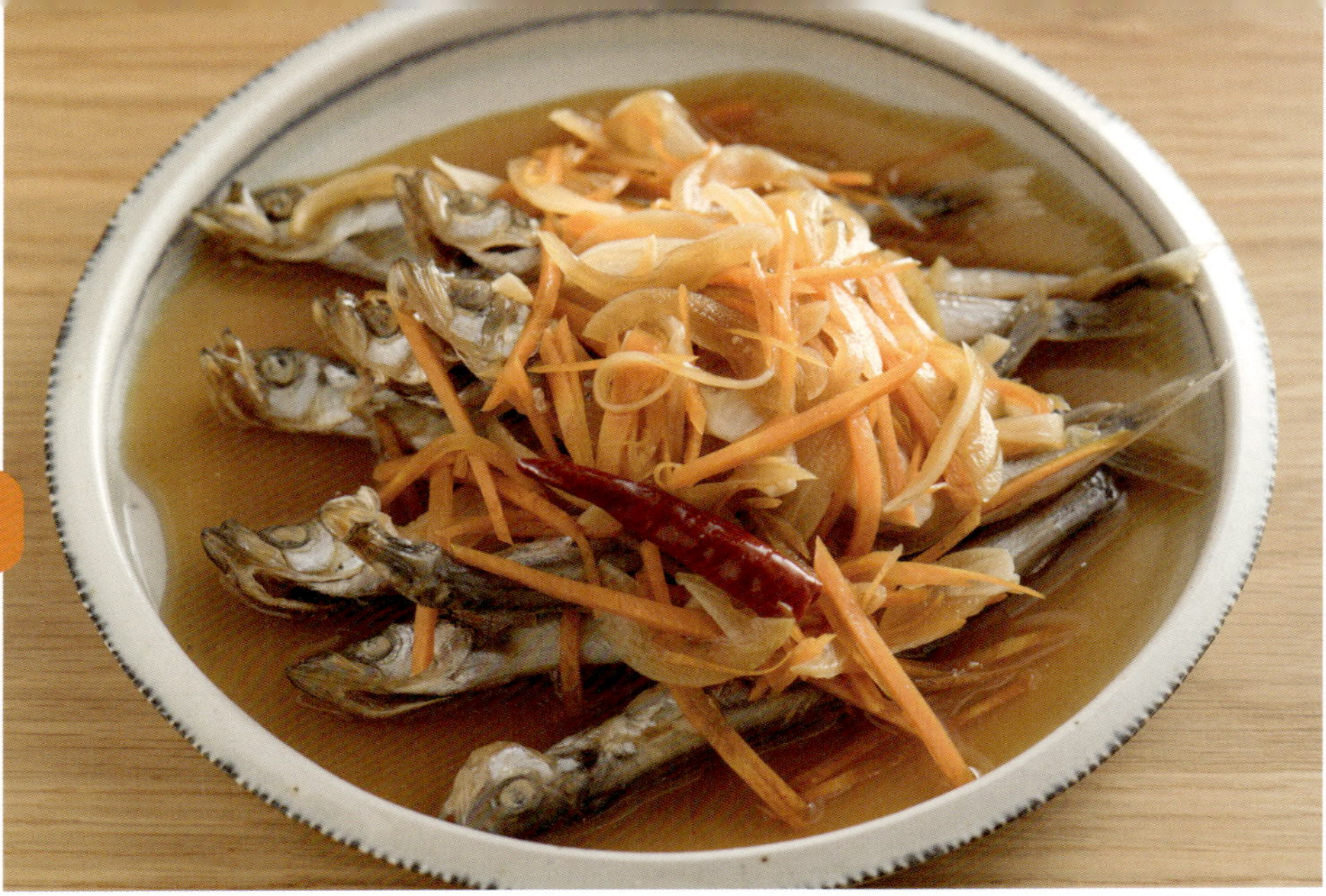

レンチンししゃもの南蛮漬け

カルシウム強化に役立つビタミンDを含むししゃもと、
ビタミン豊富な野菜の組み合わせ

材料　2人分

ししゃも…10尾
玉ねぎ(小)…½個
にんじん…3㎝
A
- しょうゆ…大さじ1
- 酢…大さじ2
- 砂糖…小さじ2
- 水…大さじ3

赤唐辛子…1本

作り方

1. 玉ねぎは縦薄切り、にんじんはせん切りにする。
2. 耐熱皿にししゃもを並べて**1**をのせ、混ぜ合わせた**A**をまわしかけ、赤唐辛子をのせる。電子レンジで約5分加熱する。

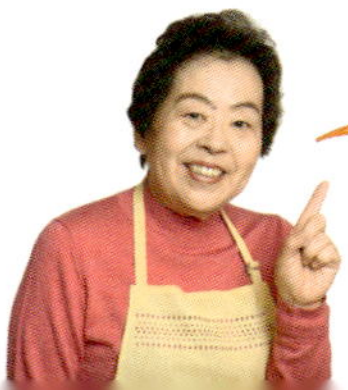

骨密度を高めるために必要なカルシウムやたんぱく質、鉄分、そしてビタミンDまで豊富に含んでいる優秀選手のししゃも!!

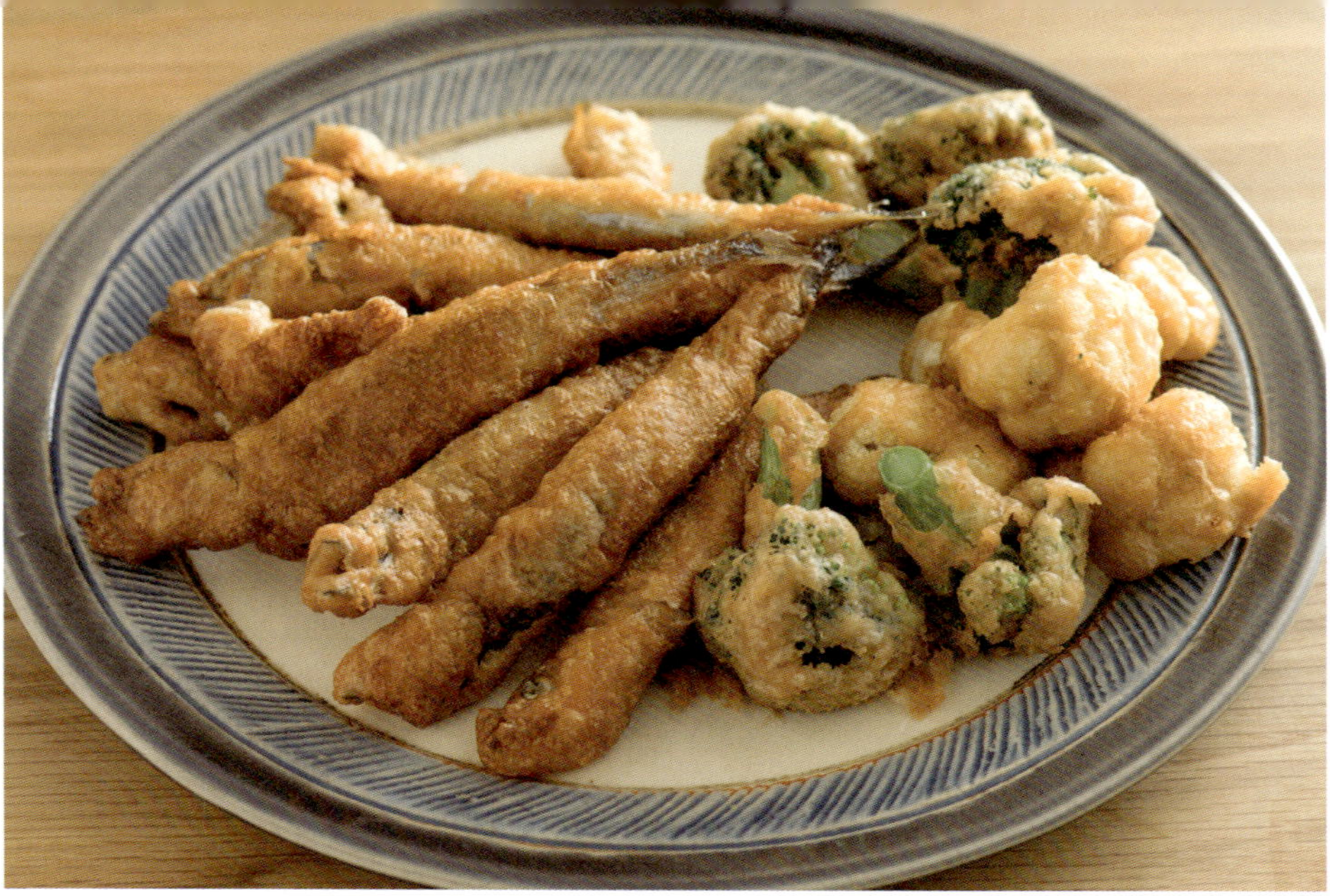

ししゃもと野菜のきなこフリッター

骨密度アップのためには鉄分も必須。
鉄分豊富なきなこを揚げ衣に混ぜて

材料　2人分

ししゃも…8〜10尾
ブロッコリー、カリフラワー
　など好みの野菜…各適量
〔衣〕
A
・小麦粉、きなこ
　…各大さじ2
・ベーキングパウダー
　…小さじ¼
・マヨネーズ…大さじ1
・牛乳…カップ¼
塩…少々
揚げ油…適量

作り方

1. ししゃもはキッチンペーパーにはさんで水けを拭く。ブロッコリーやカリフラワーは一口大にする。
2. Aを混ぜ、マヨネーズと牛乳も加えてどろりとした衣を作る。
3. 揚げ油を180℃に熱し、ししゃもに衣をたっぷりとまぶして、カリッとするまで揚げる。
4. 残った衣に塩を足し、ブロッコリーやカリフラワーにまぶして揚げる。

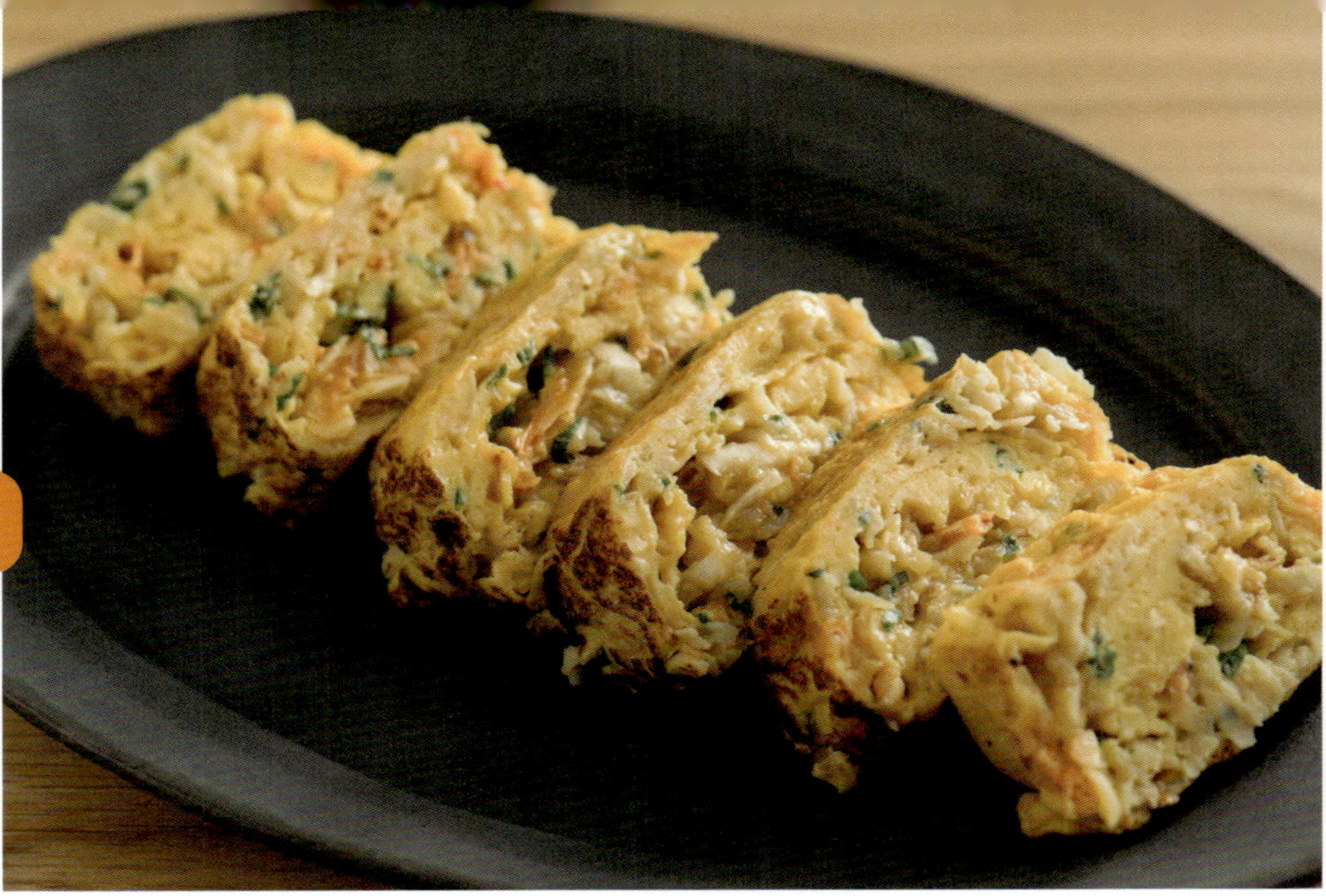

切り干し大根と桜えびの卵焼き

カルシウム豊富な切り干し大根や桜えびを卵と合わせ、
たんぱく質や鉄分も摂取

材料 2人分

切り干し大根…10g
しょうゆ…小さじ2

A
- 卵…3個
- 桜えび…大さじ4
- しょうがのみじん切り…小さじ1
- 万能ねぎの小口切り…2〜3本分
- 砂糖…大さじ1

片栗粉、水…各大さじ1
サラダ油…適量

作り方

1. 切り干し大根は手早くもみ洗いしてざるにあけ、短めに切る。
2. ボウルに**1**と水カップ¼を入れて軽くラップをかけ、電子レンジで約3分加熱する。しょうゆを加えて混ぜる。
3. 別のボウルに片栗粉と水を入れて溶き、Aを加えてよく混ぜる。
4. 卵焼き器に油少々を少し入れて熱し、キッチンペーパーで軽く拭き取ってから、**3**を流し入れて卵焼きを作る。焼けたらラップなど包んで形を整え、粗熱が取れたら切り分けて器に盛る。

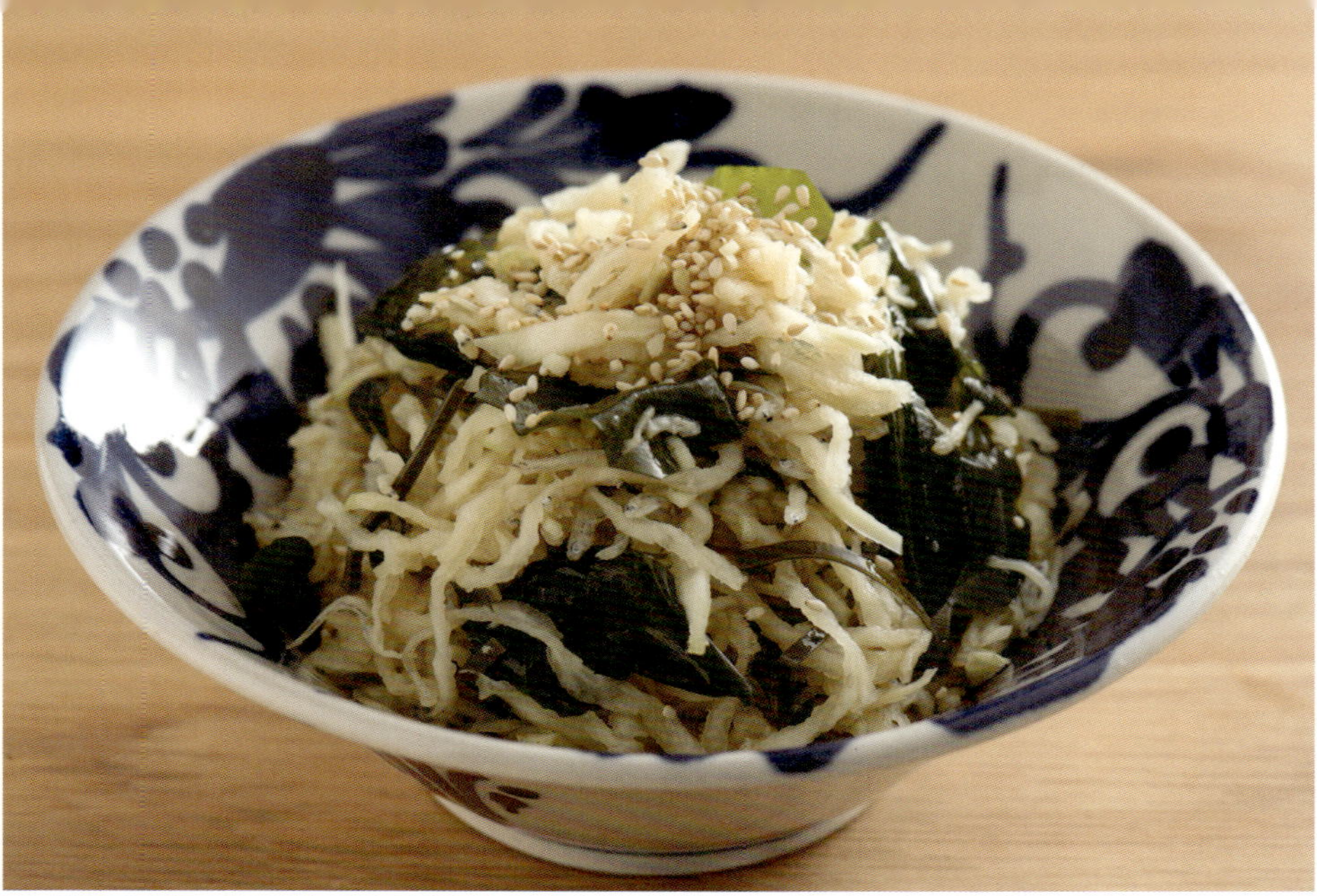

切り干し大根とちりめんじゃこの酢の物

カルシウムと鉄分、ビタミンDも含む
ちりめんじゃこやわかめの組み合わせで◎

材料 2人分

切り干し大根…30g
ちりめんじゃこ…大さじ3～4
わかめ（もどしたもの）…30g
A［しょうゆ、酢、水
　…各大さじ1
　砂糖…大さじ½
いり白ごま…大さじ2

作り方

1. Aを混ぜ、ちりめんじゃこを加えて混ぜ合わせる。
2. 切り干し大根は水につけて手早くもみ洗いし、ざるにあけて約5分おき、長ければ食べやすく切る。わかめはざく切りにする。
3. **1**に**2**を混ぜ、ごまをひねりながら加える。

大根を買うと重いけれど、切り干し大根なら
軽くてお買い物の負担にならないでしょう。
おいしくて栄養豊富で、切り干し大根はおすすめです

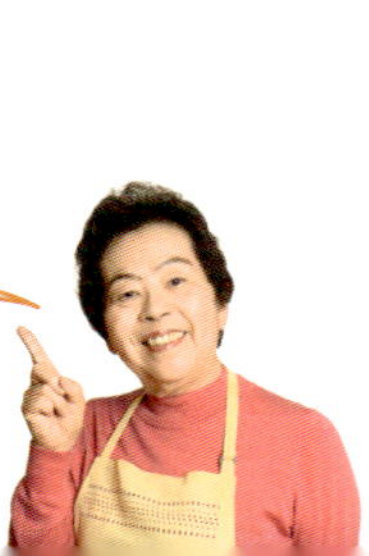

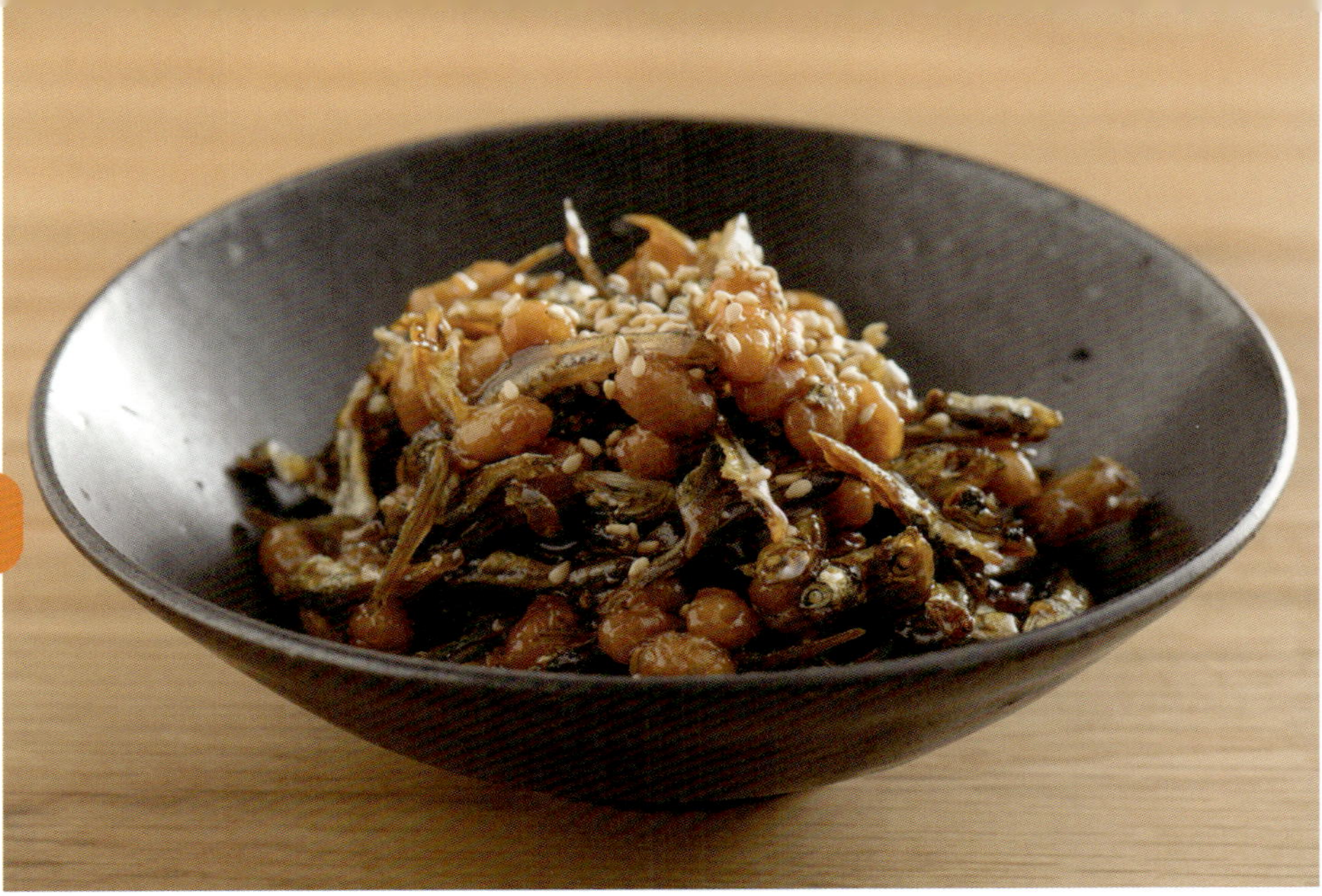

大豆と小魚のあめ煮

大豆には骨を守る働きのある大豆イソフラボンが豊富。
蒸し大豆は常備しておくと便利です

材料 作りやすい分量

蒸し大豆(ドライパック)…カップ1
食べる小魚(乾物)…60g
片栗粉…大さじ1
A 砂糖…カップ½
A しょうゆ…大さじ1と½
A みりん…大さじ1
いり白ごま…少々
揚げ油…適量

作り方

1. 大豆の水けを拭き取って、片栗粉を薄くまぶす。フライパンに揚げ油を入れて170℃に熱し、大豆をからりと揚げる。同じ油で小魚もカリッと揚げる。
2. 耐熱容器にAを加えてよく混ぜ、ラップはせず、電子レンジで約3分加熱する。とろみが出てきたら混ぜ、大豆と小魚を加えてからめる。器に盛ってごまをふる。

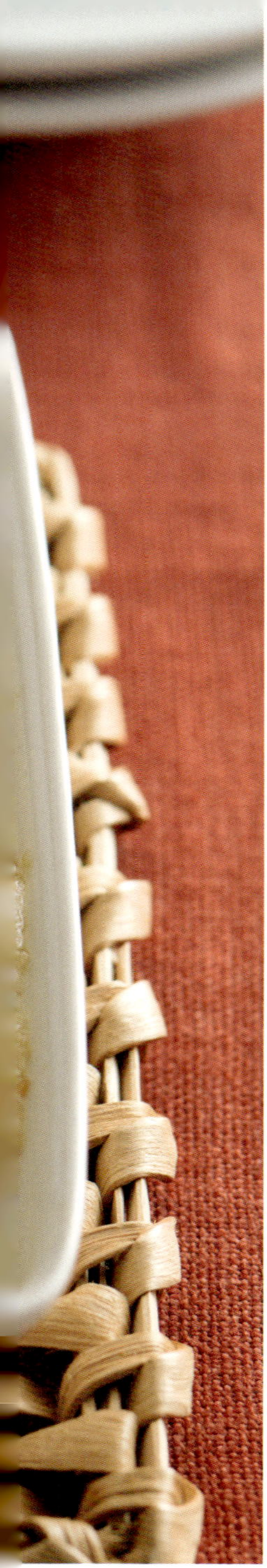

豆腐のグラタン

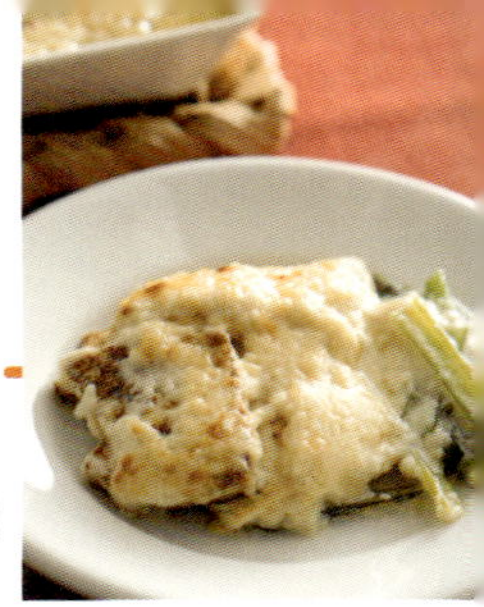

牛乳のカルシウムは体に吸収されやすく、
木綿豆腐、チーズ、小松菜でカルシウム祭り！

材料　2人分

木綿豆腐…1丁
小松菜…½束
A
- バター…大さじ1と½
- 小麦粉…大さじ2

牛乳…カップ1と½
B
- コンソメ（顆粒）…小さじ1
- 白ワイン…大さじ1

C
- レモン汁…小さじ1
- 塩、こしょう…各少々

粉チーズ…大さじ4
しょうゆ…少々
塩、こしょう…各少々
サラダ油…適量

作り方

1. 豆腐は長さを半分に切り、厚みも半分に切り、新聞紙にキッチンペーパーを敷いた上に乗せて水きりをする。
2. 小松菜は3cm長さに切ってフライパンに入れる。油少々をまぶしてふたをし、中火にかけてさっと蒸す。塩、こしょうをふってざるにあける。
3. チーズソースを作る。鍋に**A**を入れて弱火で炒め、牛乳を一度に加えて混ぜる。強火にし、煮立ったら**B**を加えて火を弱め、ときどき混ぜながら4～5分煮る。**C**を加えて味を調え、仕上げに粉チーズ大さじ2を加える。
4. **1**にしょうゆをつけ、油大さじ1を熱したフライパンで両面をこんがりと焼いて取り出す。
5. 器に**3**のソースの¼を敷き、**2**、**4**の順に重ね、残りのソースをかけて粉チーズ大さじ2をふる。200℃に熱したオーブンかオーブントースターでこんがりするまで焼く。

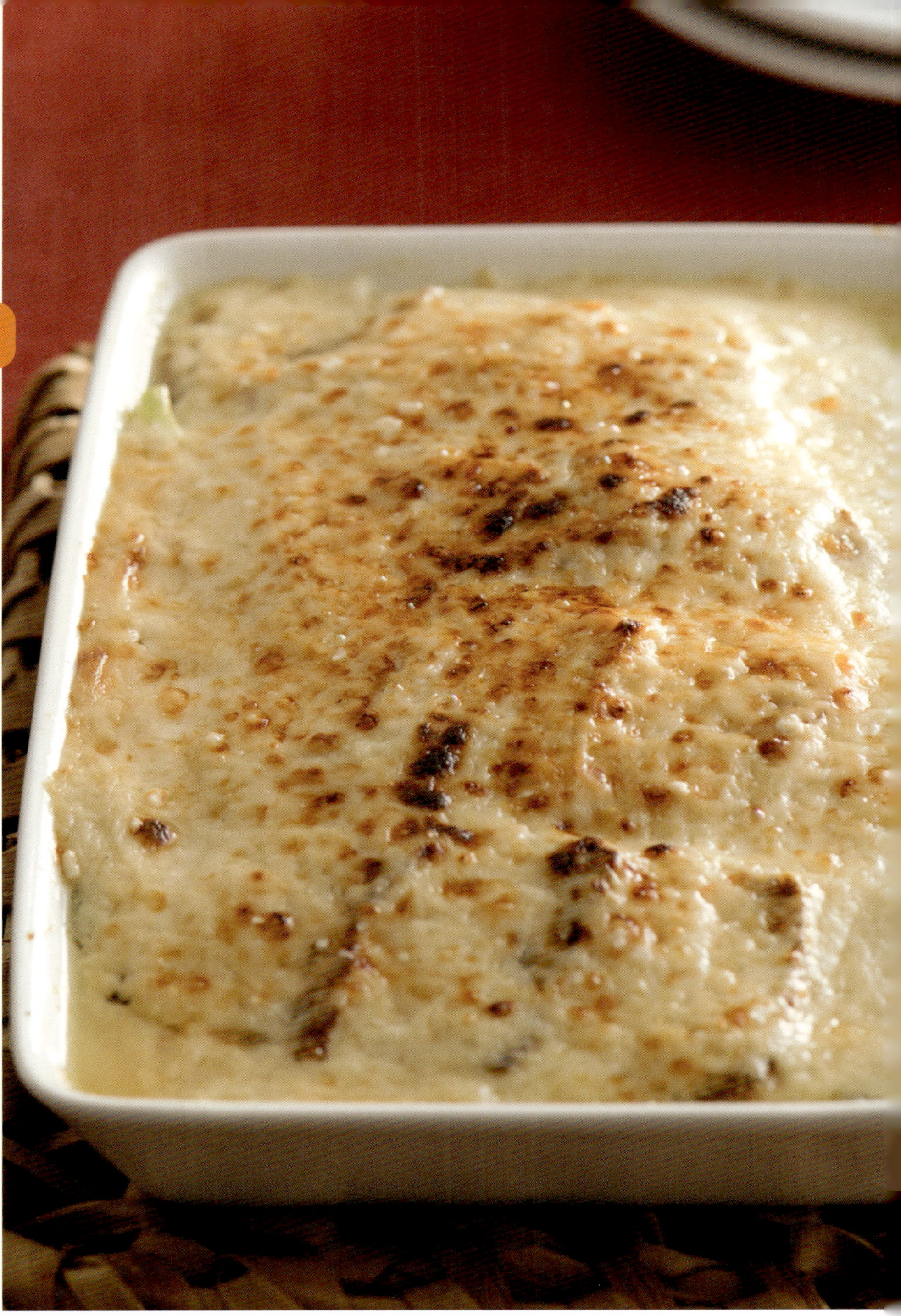

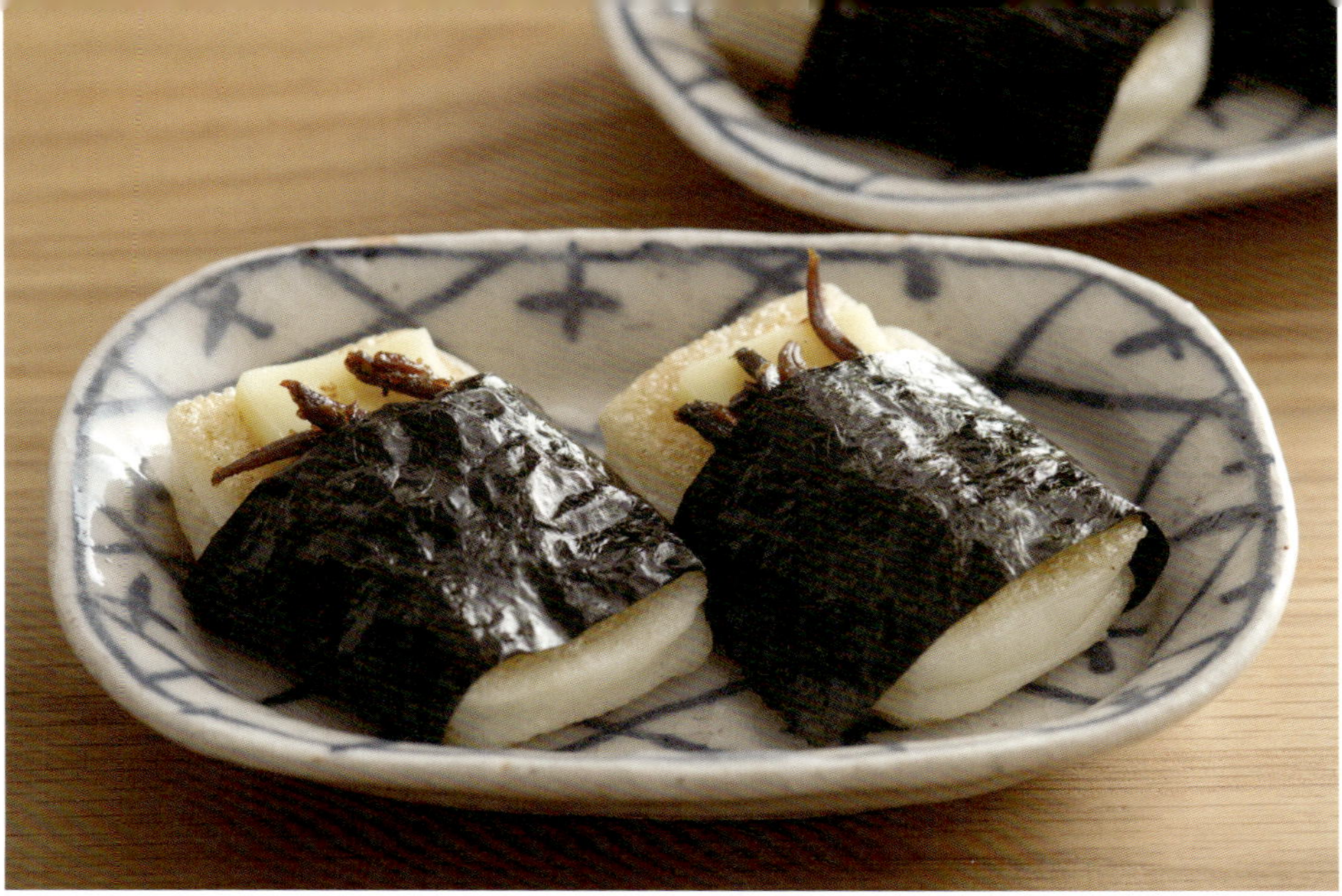

磯辺チーズもち

餅にチーズと佃煮を合わせて、カルシウムと
動物性たんぱく質を摂取。手軽に食べられます

材料　2人分

切り餅…4枚
バター(サラダ油でもよい)…適量
プロセスチーズ…4枚
小魚の佃煮…適量
焼きのり…適量

作り方

1. 切り餅はバターかサラダ油を引いたフライパンに並べて中火にかけ、ふたをして両面こんがりしてやわらかくなるまで焼く。
2. 餅にチーズと小魚の佃煮をのせて焼きのりで巻く。

お餅は油を使ってフライパンで焼くと、
早くやわらかくなります。
ごま油、オリーブオイルでもOK。香りを楽しめます

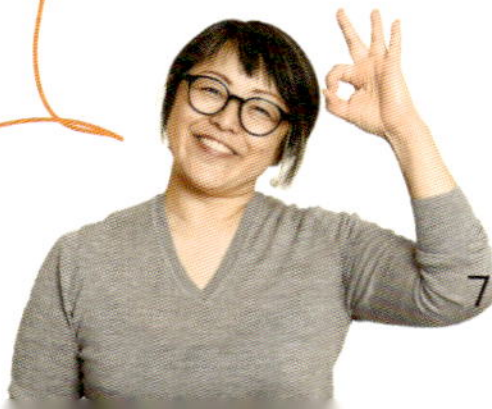

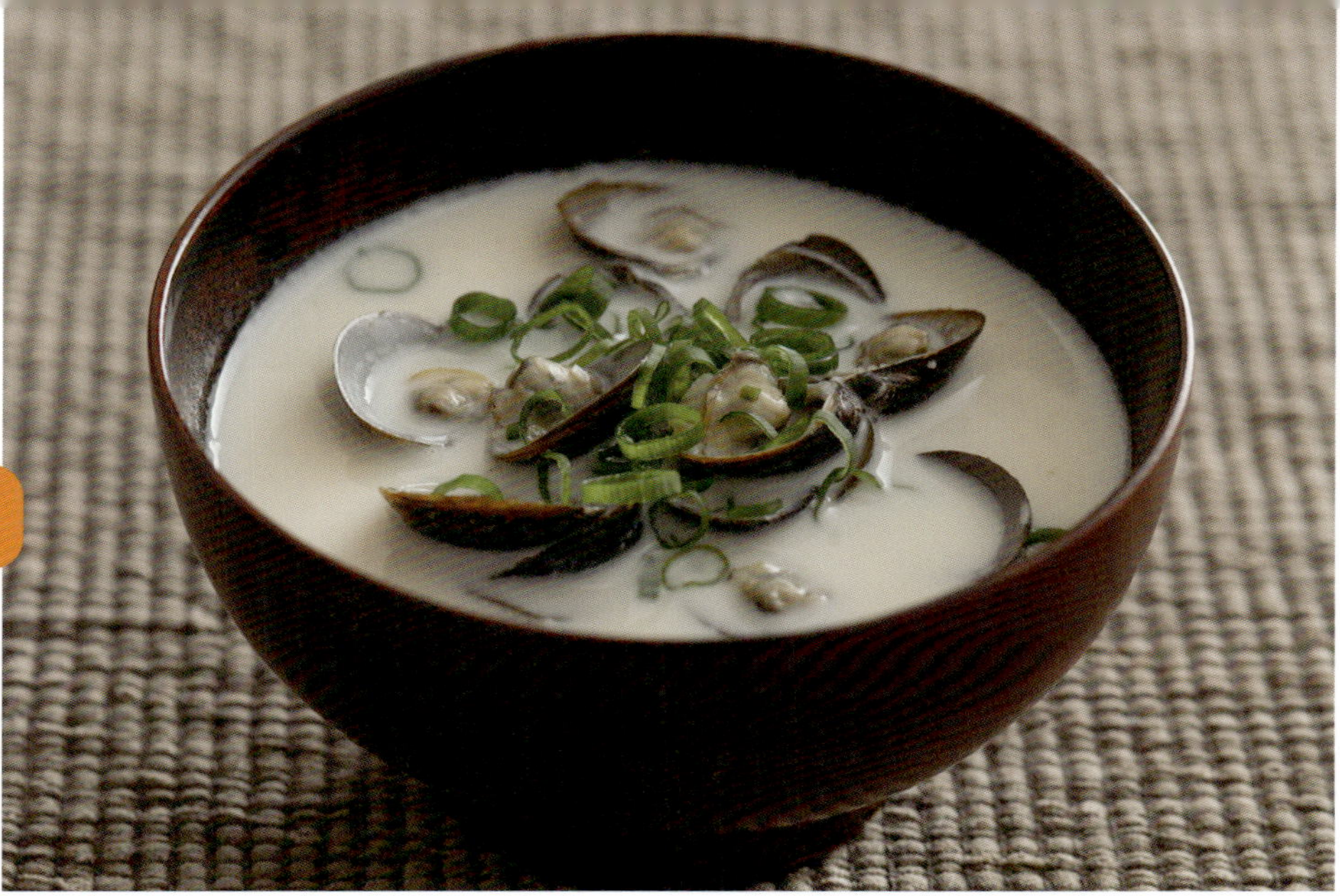

しじみの牛乳みそ汁

カルシウムや鉄分、たんぱく質も豊富なしじみのみそ汁に
牛乳を加えることでカルシウムUP

材料 2人分

しじみ…150g
だし汁…カップ½
みそ…20g
牛乳…カップ1
細ねぎ…少々

作り方

1. しじみは殻をこすり合わせて水洗いし、水につけて砂を出す。
2. 鍋にだし汁としじみを加えて中火にかけ、しじみの口が開いたらみそを溶き入れ、牛乳も加える。ひと煮立ちさせて器に盛り、細ねぎの小口切りを散らす。

普段のおみそ汁も出汁の量を減らして作り、牛乳を足したり、具沢山の残ったみそ汁に牛乳を足したり。まろやかでコクがあり、牛乳嫌いの方にもおすすめ

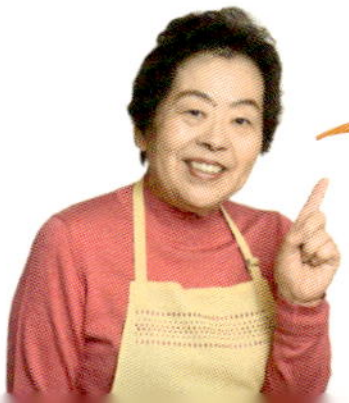

野菜の扱い新ルール❶

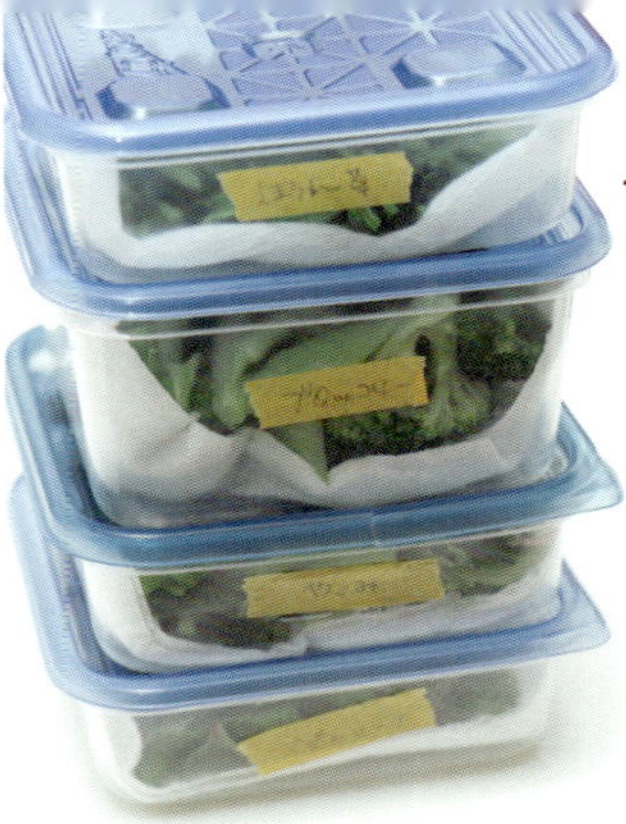

中身がひと目でわかるようラベリングして冷蔵庫へ。重ねられる保存容器を使うと便利。

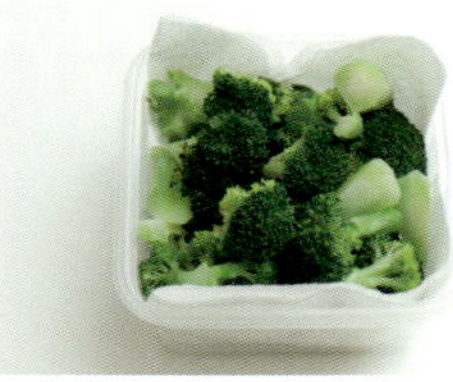

❶

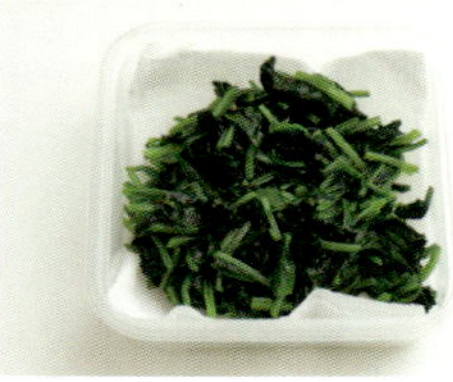

❷

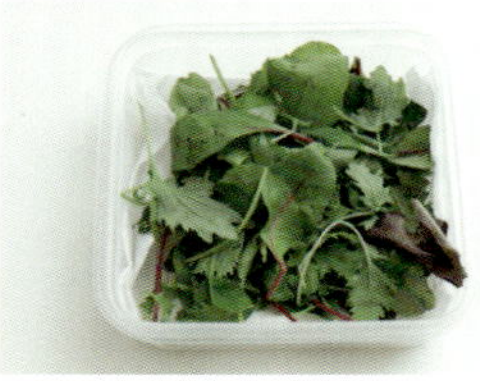

❸

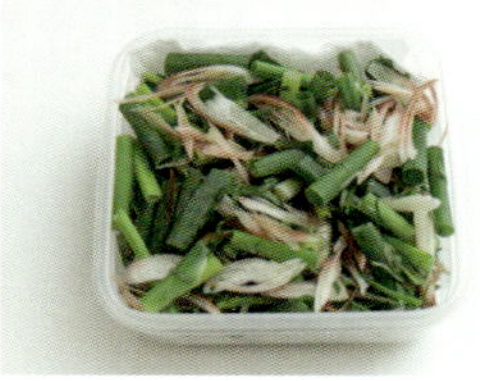

❹

野菜の栄養を無駄にせず、おいしく保存する方法

堀江家では、野菜を下ごしらえをしてすぐに使えるようにした状態、しかもおいしさを損なわないように冷蔵庫で保存しています。ポイントは乾いたキッチンペーパーです。

❶ブロッコリー・・・塩と油を少しだけ加えてゆでるとβカロテンの吸収がアップします。ゆでた後に水にとらないのが大事です。

❷ほうれんそう・・・切ってからゆで、水にとってしぼり、乾いたペーパーを敷いて保存します。3日以内に食べましょう。

❸ベビーリーフ・・・さっと洗って水けをきりペーパーを敷いた保存容器に入れて冷蔵庫へ。

❹香味野菜・・・みょうがやねぎ、しそなどの香味野菜も保存容器にまとめておくと、サッと使えて便利。ペーパーを敷いておく。

PART
05

認知力アップのおかず

認知症を予防するための食事とは？

１０６歳まで生きたわたしの父は、亡くなる少し前まで家族と同じ食事をしていました。認知症にもならず、しっかりとしていましたよ。決まった時間に、バランスのとれた食事を食べることが大切です。高齢だからと粗食にするのはおすすめできません。

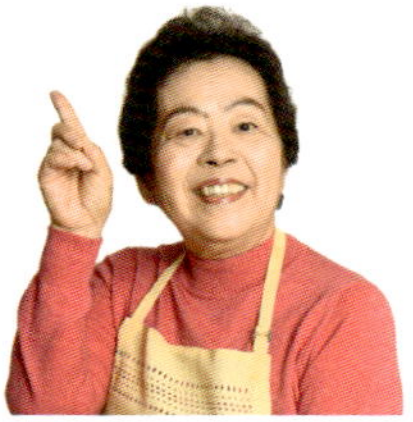

おすすめの食品

認知症を予防するのに有効と言われるＥＰＡやＤＨＡを多く含む青魚を積極的に食べましょう。青魚の他、野菜、大豆製品、海藻などがおすすめです。ナッツ類、オリーブ油、赤ワインを摂る地中海風の食事も、認知症予防に有効と言われています。

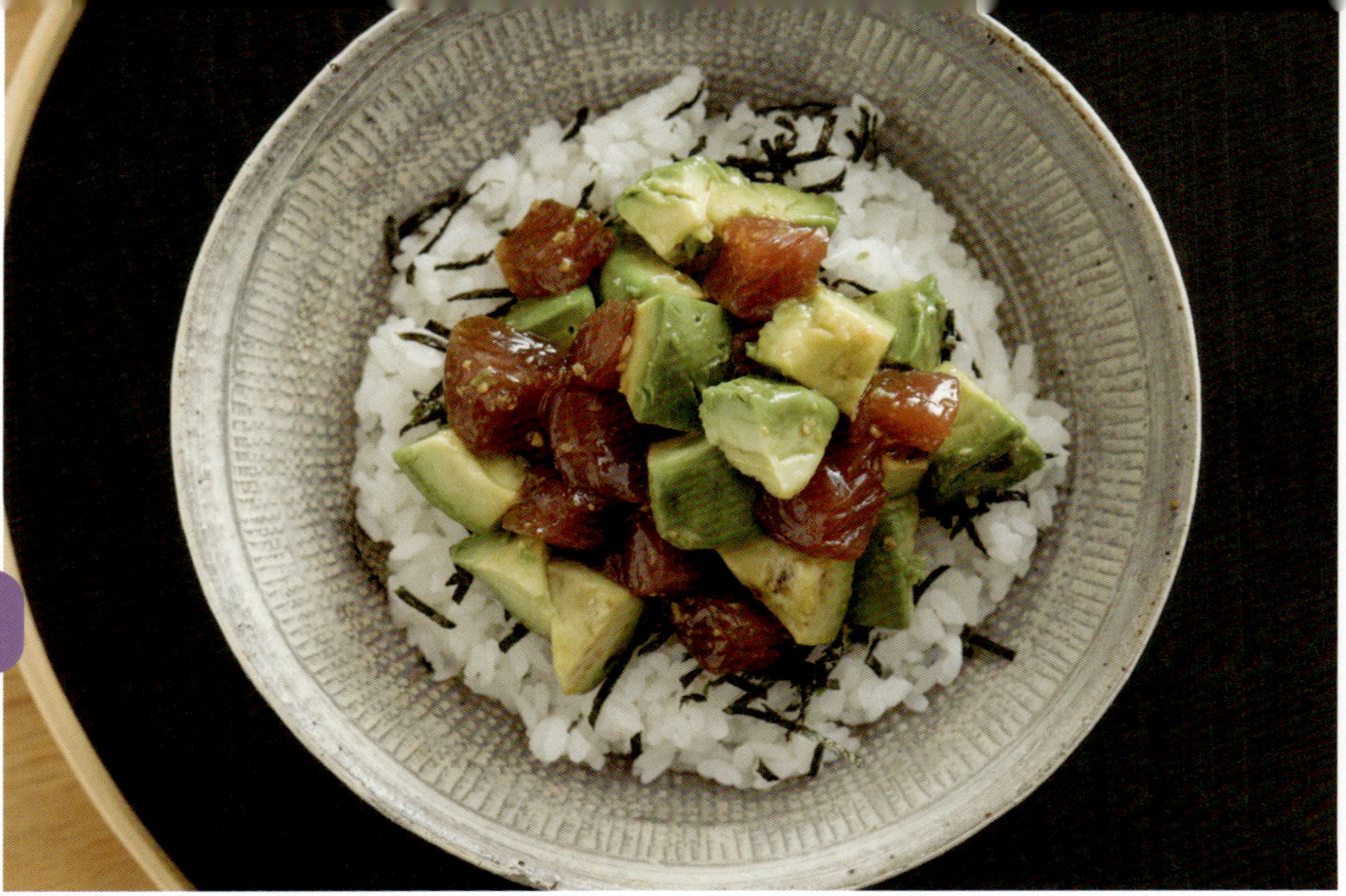

まぐろとアボカド丼

DHA、EPAや鉄分が多いまぐろ。
食物繊維、ビタミンEが豊富なアボカドと

材料　2人分

まぐろ(刺身)…150g
A［しょうゆ…大さじ2
　 練りわさび…適量
アボカド…小1個
〔 合わせ酢 〕
・酢…大さじ1と½
・砂糖…小さじ1
・塩…小さじ½
ご飯…300g
刻みのり(青じそ5枚でもよい)
　…1枚

作り方

1. まぐろは1〜2cm角に切り、**A**をまぶす。
2. アボカドは種を取って皮をむく。1〜2cm角に切って**1**に加えてあえる。
3. ご飯は電子レンジで加熱して熱くし、よく混ぜた合わせ酢を加え、しゃもじで切るようにして混ぜる。
4. **3**を器に盛り、刻みのり(せん切りにした青じそでもよい)を散らし、**2**をのせる。

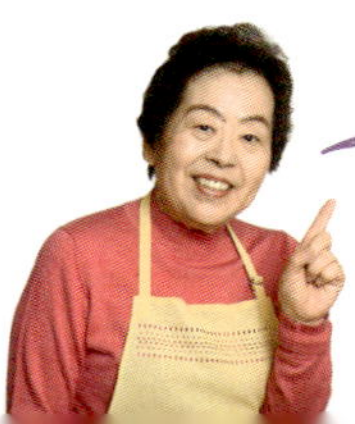

魚の脂には不飽和脂肪酸があり、生の方が効率よく摂ることができます

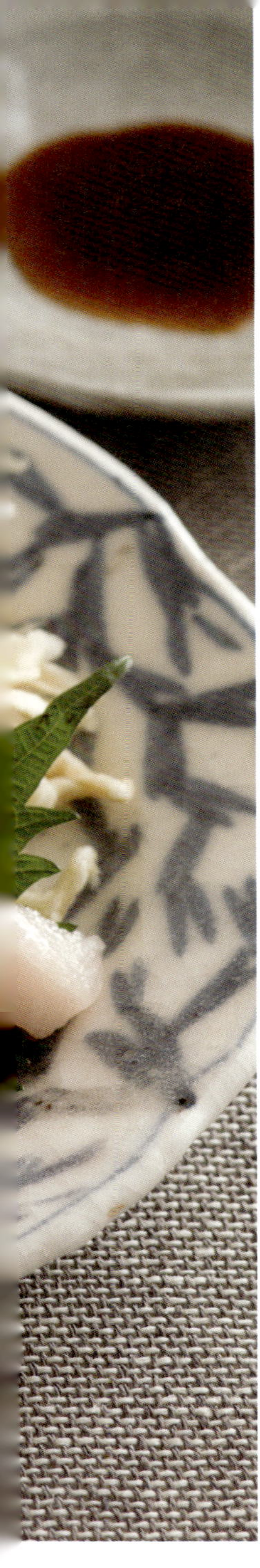

ぶり刺しの切り干し大根添え

ぶりは皮の白い腹身のほうがEPAやDHAが豊富。
切り干し大根のつまでさっぱりと

材料　2人分

ぶりの腹身(刺身)…150〜200g
切干し大根…15g
青じそ…適量
しょうゆ…適量

作り方

1. ぶりは細切りにする。
2. 切り干し大根はよくもみ洗いし、絞らずそのままざるにあげて5〜10分おき、長ければざく切りする。
3. 器に青じそとともに**1**と**2**を盛り合わせ、しょうゆを添える。

ぶりねぎとろ

材料　2人分

ぶりの腹身(刺身)…150g
塩…小さじ¼
長ねぎ…½本
青じそ…適量
しょうゆ…適量

作り方

1. ぶりは粗みじん切りにし、塩をふる。
2. 長ねぎはみじん切りにし、**1**と混ぜ合わせる。器に青じそとともに盛り、しょうゆを添える。

わが家のねぎとろはお財布にやさしいぶりねぎとろ。

切り干し大根を戻すときは、水に浸けっぱなしにして戻すとうまみも栄養も抜けてしまいます

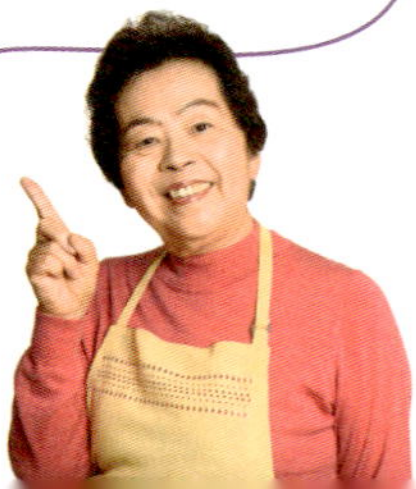

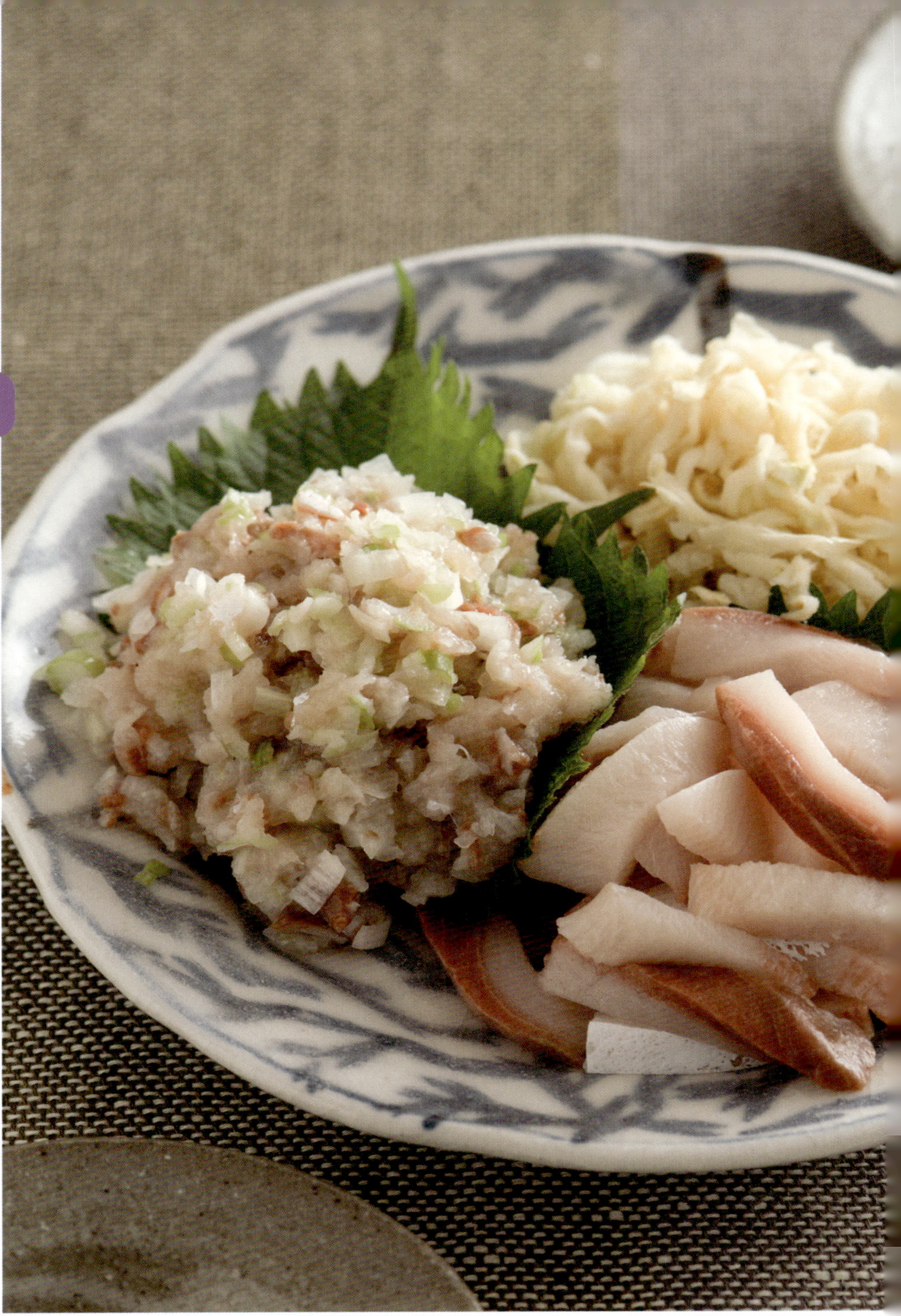

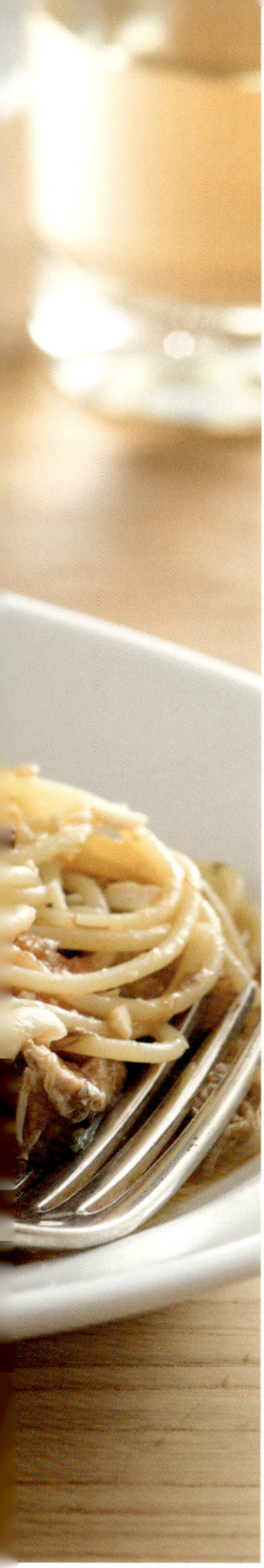

さばトマトパスタ

DHAやEPAを含むさば缶。栄養ある缶汁も使います。
ナッツやオリーブ油も認知力アップのお手伝い

材料　2人分

さば水煮缶…1缶(200g)
完熟トマト…大1個
玉ねぎ…½個
にんにく…1かけ
赤唐辛子…1本
レーズン…大さじ1
カシューナッツ…大さじ2
スパゲティ…150g
ナンプラー(塩小さじ1でもよい)
…小さじ1
オリーブオイル…大さじ2
イタリアンパセリ…適量

作り方

1. 玉ねぎ、にんにくは薄切りにする。赤唐辛子は種を取る。
2. トマトはへたを取り、横半分に切る。
3. フライパンにオリーブオイルと**1**を入れて中火にかけ、玉ねぎが透き通るまで炒める。さば缶を汁ごと加え、レーズン、トマトも加える。ふたをして5～6分煮る。
4. トマトがやわらかくなったら皮を取り、木べらでトマトとさばを軽くつぶす。ナンプラー(または塩)を加えて味を調える。
5. 鍋に湯を沸かし、湯量の1％の塩(分量外)を加える。スパゲティを入れてパッケージの表示通りにゆで、水けをよくきる。**4**に加えて煮汁を吸わせるようにからめ、葉をちぎったイタリアンパセリを加える。

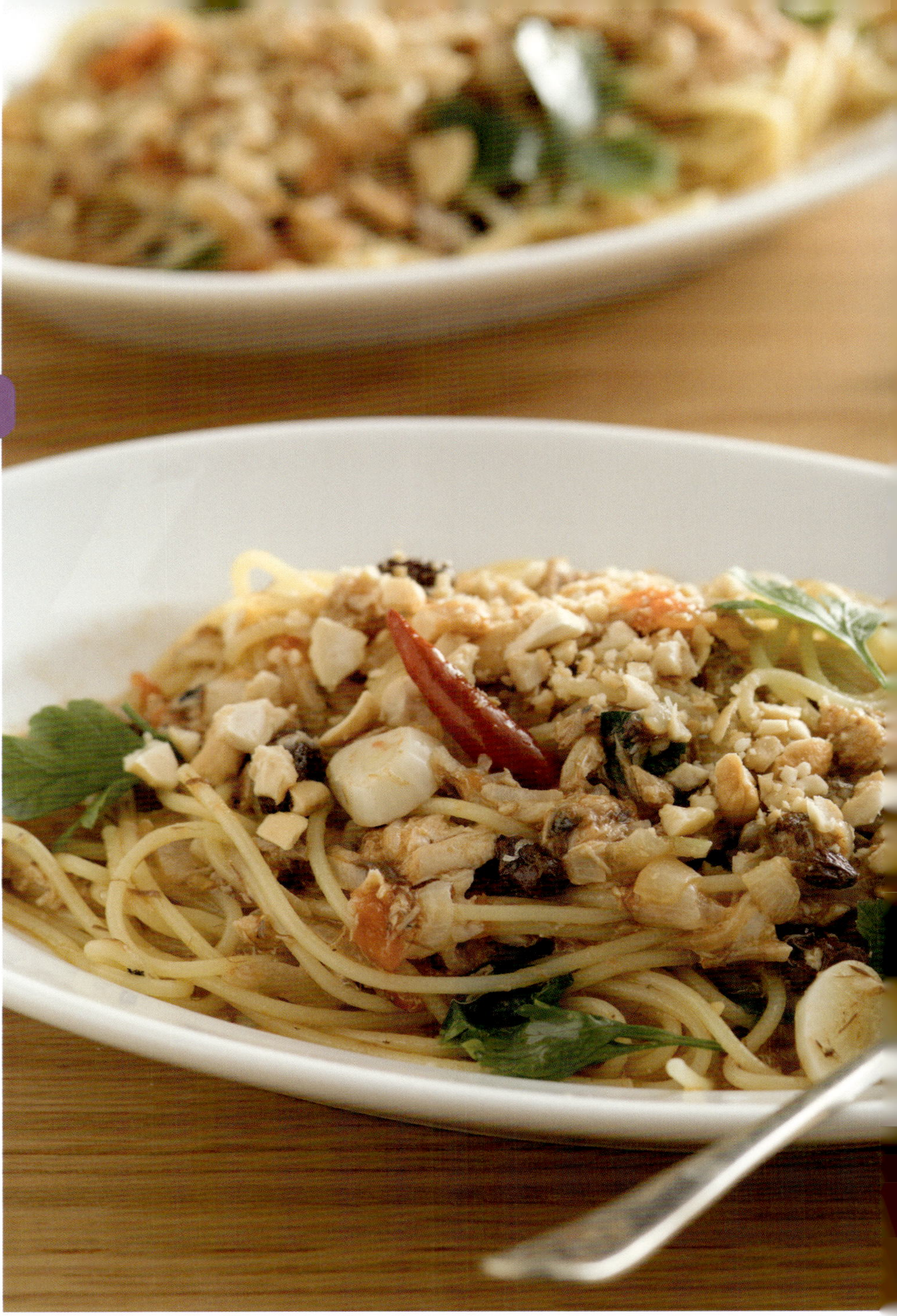

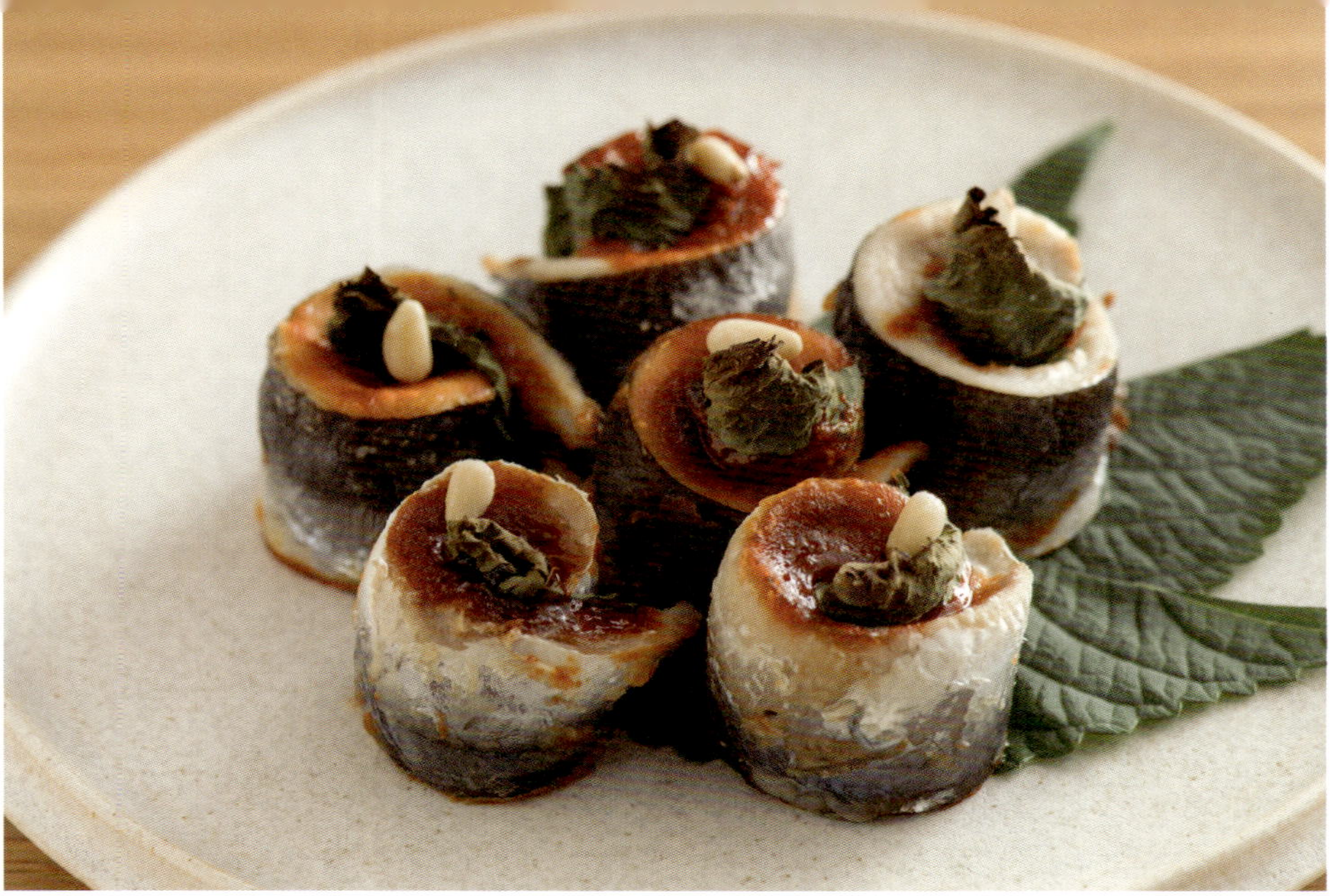

いわしのコチュジャン巻き

カルシウムも豊富ないわし。ビタミンB群の多いえごま、
発酵食品のコチュジャンなど韓国風の味とも好相性

材料　2人分

いわし…2～3尾
えごまの葉…4～5枚
松の実…適量
小麦粉…大さじ1
塩…少々
A
- コチュジャン…大さじ1
- しょうゆ…小さじ½
- はちみつ…大さじ½

作り方

1. いわしは3枚におろし、塩をふって約10分おく。えごまの葉は縦半分に切り、Aは混ぜておく。
2. いわしの水けをキッチンペーパーでよく拭き、小麦粉をまぶす。身には全体にAを塗り、えごまの葉をのせて巻き、はじを楊枝でとめる。
3. **2**を耐熱容器に並べ、オーブントースターで約10分、いわしに火が通るまで焼く。器にえごまの葉を敷き、いわしを盛り、松の実をのせる。

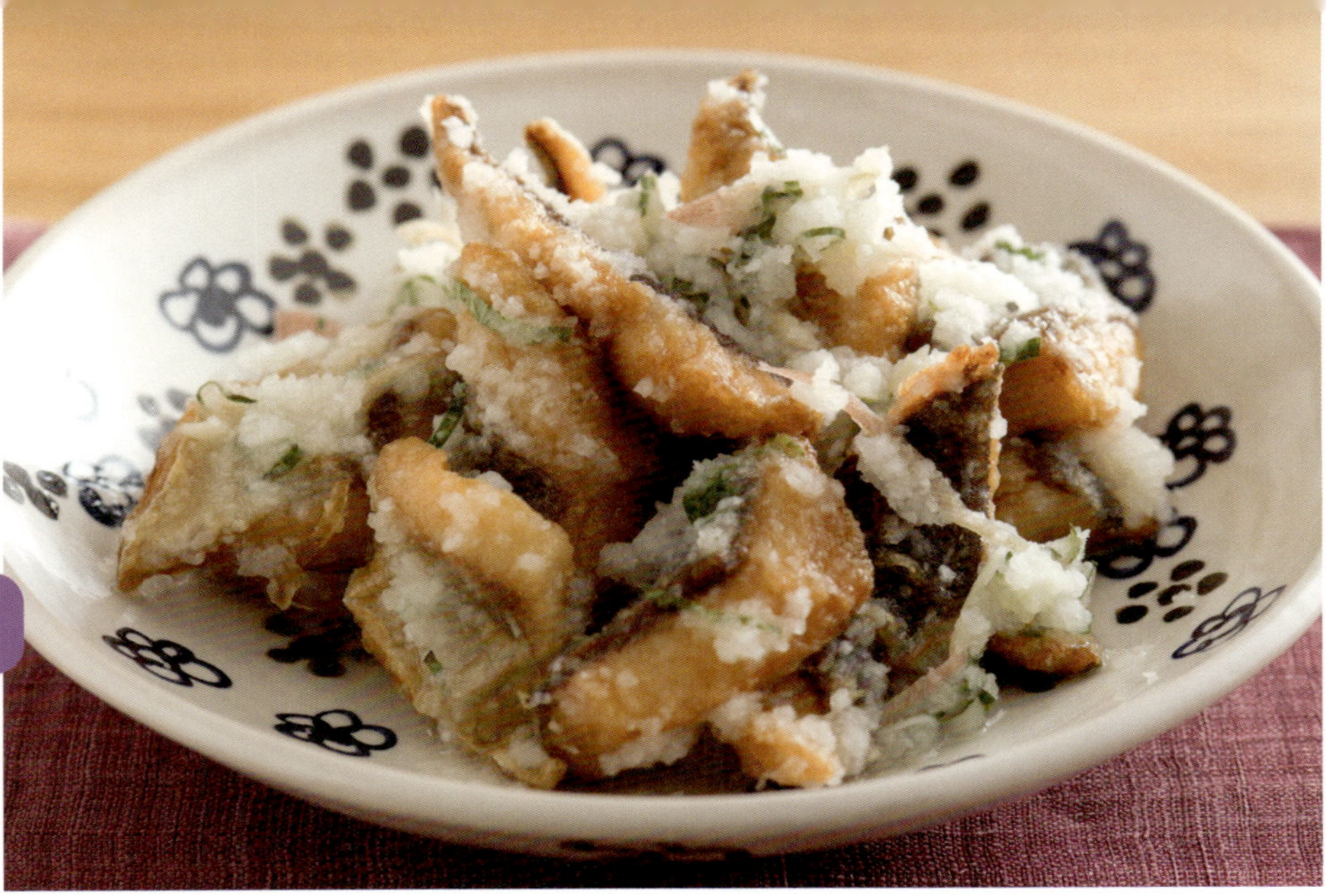

あじのおろしあえ

大根おろしは甘酢を入れることでビタミンCがこわれにくくなります。
揚げたあじとの相性も◎

材料 2人分

あじ（3枚おろし）…200g

A
- しょうが汁…少々
- しょうゆ…大さじ1
- 酒…大さじ½

片栗粉…適量
揚げ油…適量
大根…300g
青じそ…5枚
みょうが…2個

B
- 酢…大さじ1
- 砂糖…大さじ½
- 塩…小さじ¼

作り方

1. 3枚におろしたあじは、小骨を取り除き、一口大に切り、合わせた**A**をまぶして、5～10分おく。
2. **1**の汁けをキッチンペーパーで拭き、片栗粉をまぶす。180度に熱した揚げ油でこんがりと揚げる。
3. 大根はおろして軽く水けをきり、**B**と混ぜる。青じそとみょうがをせん切りにして加える。
4. **3**に**2**も加えてざっくり混ぜ、器に盛る。

野菜の扱い新ルール②

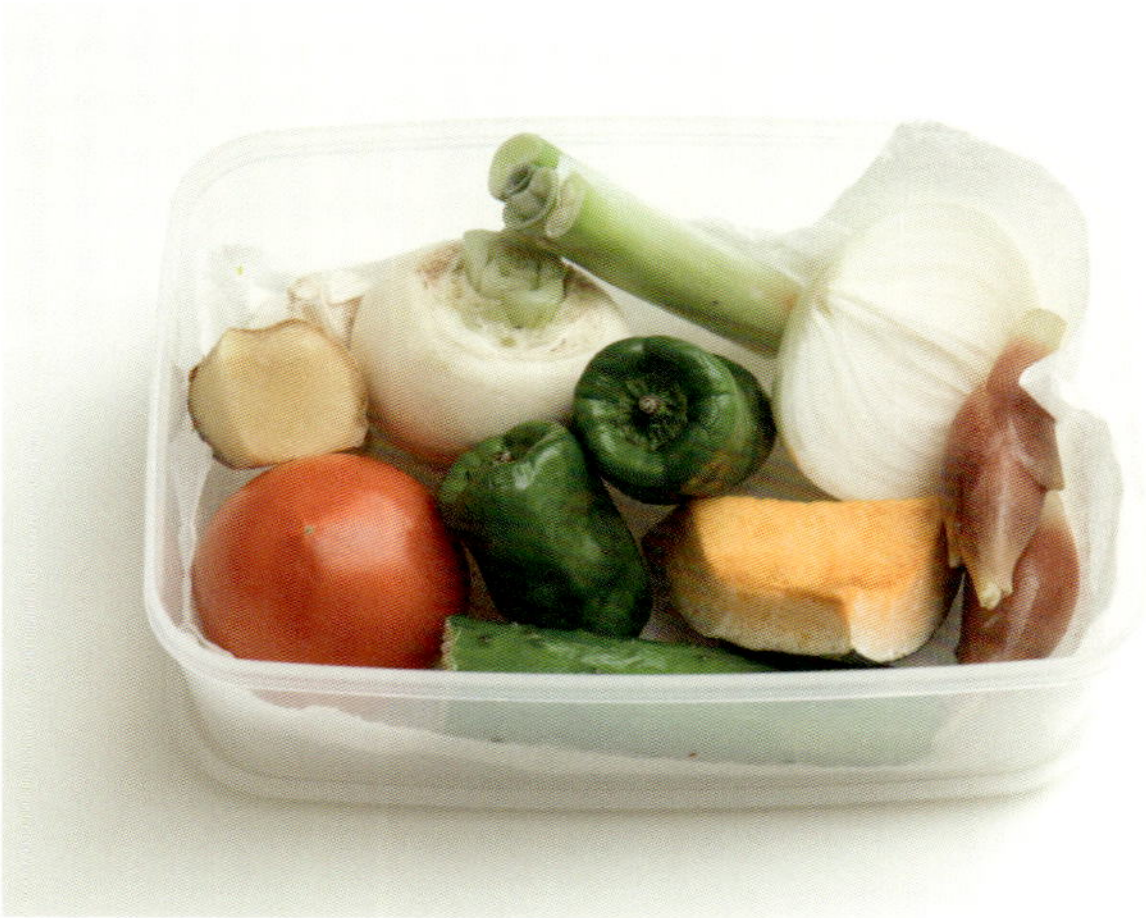

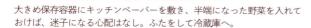

大きめ保存容器にキッチンペーパーを敷き、半端になった野菜を入れておけば、迷子になる心配はなし。ふたをして冷蔵庫へ。

残ってしまった半端野菜のための迷子ボックスを作りましょう

半分残ってしまったにんじん、1個だけ残ってしまったかぶ、半玉残った玉ねぎなどなど、そんな半端野菜が冷蔵庫の中で迷子に、気が付けばしなびた姿に……。こんな経験はありませんか？ 堀江家ではそんなことにならないように野菜の「迷子ボックス」として、余ったり残ったりした野菜をまとめるための保存容器をつくっています。スープの具にしたり、ピクルスにしたり。「お味噌汁の具がない！」なんてときにも、「迷子ボックス」から適当なものを選んですぐに使えますよ。保存するときは乾いたキッチンペーパーを敷いて保存容器に。結露をペーパーが吸ってくれるので、ひとつずつラップする必要はありません。

PART
06

堀江家の定番おかず

堀江家の長寿の源は、やっぱり日々の食事にあった！

私の父は１０６歳、母は94歳、祖母も92歳と、堀江家は代々長寿です。私も後期高齢者の今日まで病気知らずで、現役で仕事をしています。元気の源は、やはり食事だと思います。

私の夫は、小さいころ体が弱かったそうですが、結婚以来おかげさまで元気にしています。息子の嫁も、嫁いできた当初は便秘で悩んでいましたが、うちで一緒に食事をするようになってからは便秘知らずになりました。食べることは生きること、健康は毎日の食事で維持できると実感しています。

そんな我が家の定番のおかずを紹介しましょう。

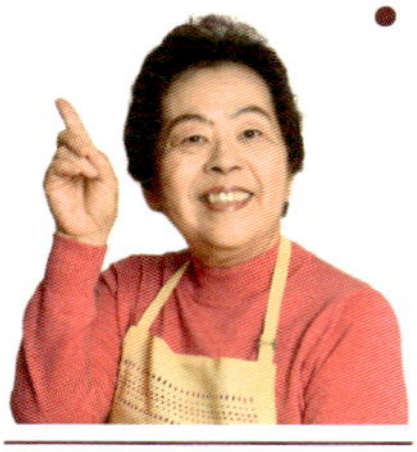

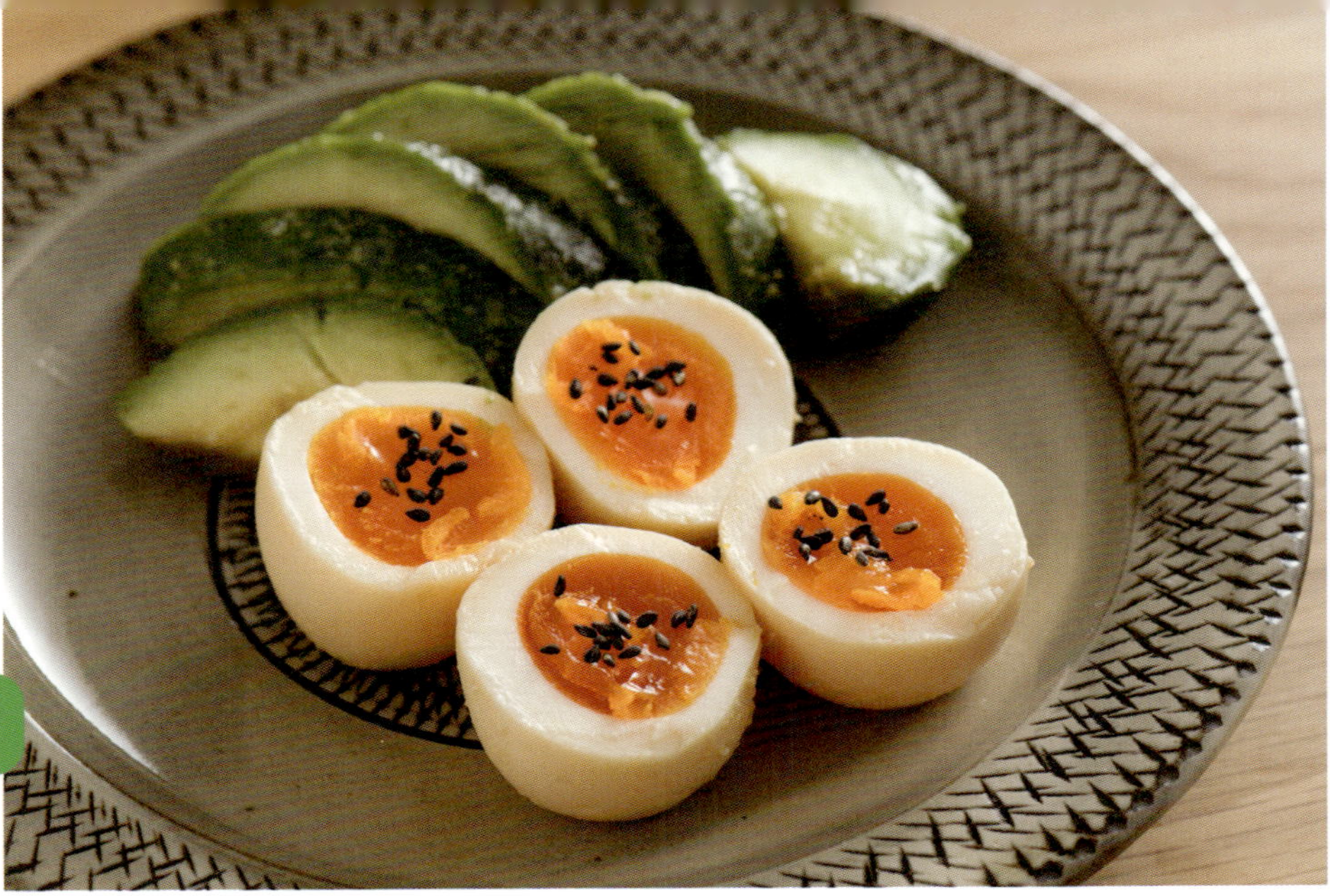

アボカドと半熟卵のはちみつみそ漬け

栄養豊富なパーフェクトフード、卵をみそ漬けに。
アボカドのほか、かためのレンチン野菜でも

材料　2人分

アボカド…1個
卵…2個
［ はちみつみそ ］
・みそ…大さじ3
・はちみつ…大さじ2〜3

黒いりごま…適宜

作り方

1. 卵はとがっているほうをスプーンで軽くたたき、小鍋に入れる。かぶるくらいの水を入れ、酢少々（分量外）を加えて中火にかけ、煮立ったら弱火にして8分ゆでて水に取る。冷めたら殻をむく。
2. アボカドは半分に割って種と皮を取る。
3. ポリ袋にはちみつみその材料を入れて混ぜる。**1**と**2**を加えて空気を抜いて口を縛り、冷蔵庫に入れる。8時間後（一晩目安）から食べられる。
4. 卵とアボカドは軽くみそをぬぐい、食べやすく切って器に盛り、卵には黒ごまをふる。

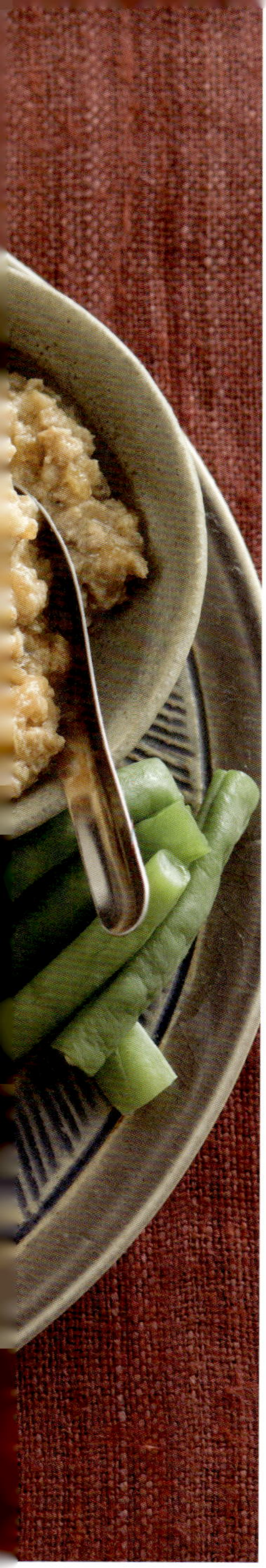

ゆで野菜の肉みそソース

手軽にたんぱく質をプラスできるまろやかな肉みそ。
野菜のほか麺類や豆腐にのせても

材料　作りやすい分量

〔 肉みそ 〕
・豚ひき肉…150g
・玉ねぎ…1個
・にんにく…1かけ
A
・みそ…大さじ3
・しょうゆ、砂糖…各大さじ1
・牛乳…カップ1
・赤唐辛子…1本
・サラダ油…大さじ2
かぼちゃ…100g
なす…1本
いんげん…5本
厚揚げ…½枚

作り方

1. 肉みそを作る。玉ねぎ、にんにくはみじん切りにして、油を熱したフライパンで炒める。玉ねぎが透き通るくらいになったら、ひき肉を加えて色が変わるまで炒める。
2. **1**にAを加えて混ぜ、牛乳を入れてのばす。種を出した赤唐辛子を切らずに入れ、へらで時どき混ぜながら、弱火で10分くらい煮つめる。
3. かぼちゃは種を取ってラップで包み、電子レンジで約2分加熱する。冷めたら1cm幅に切る。なすは縦半分に切り、塩水（分量外）に5分ほどつけてあく抜きをする。ラップをして電子レンジで約1分半加熱し、冷めたら縦半分に切る。いんげんはへたを落とし、ラップに包んで電子レンジで約1分加熱し、食べやすく切る。
4. 厚揚げはキッチンペーパーに包んで水にくぐらせたものを、耐熱皿にのせて電子レンジで約1分加熱し、一口大に切る。
5. 器に野菜を盛り、肉みそを添える。肉みそは冷蔵庫で4～5日保存可。

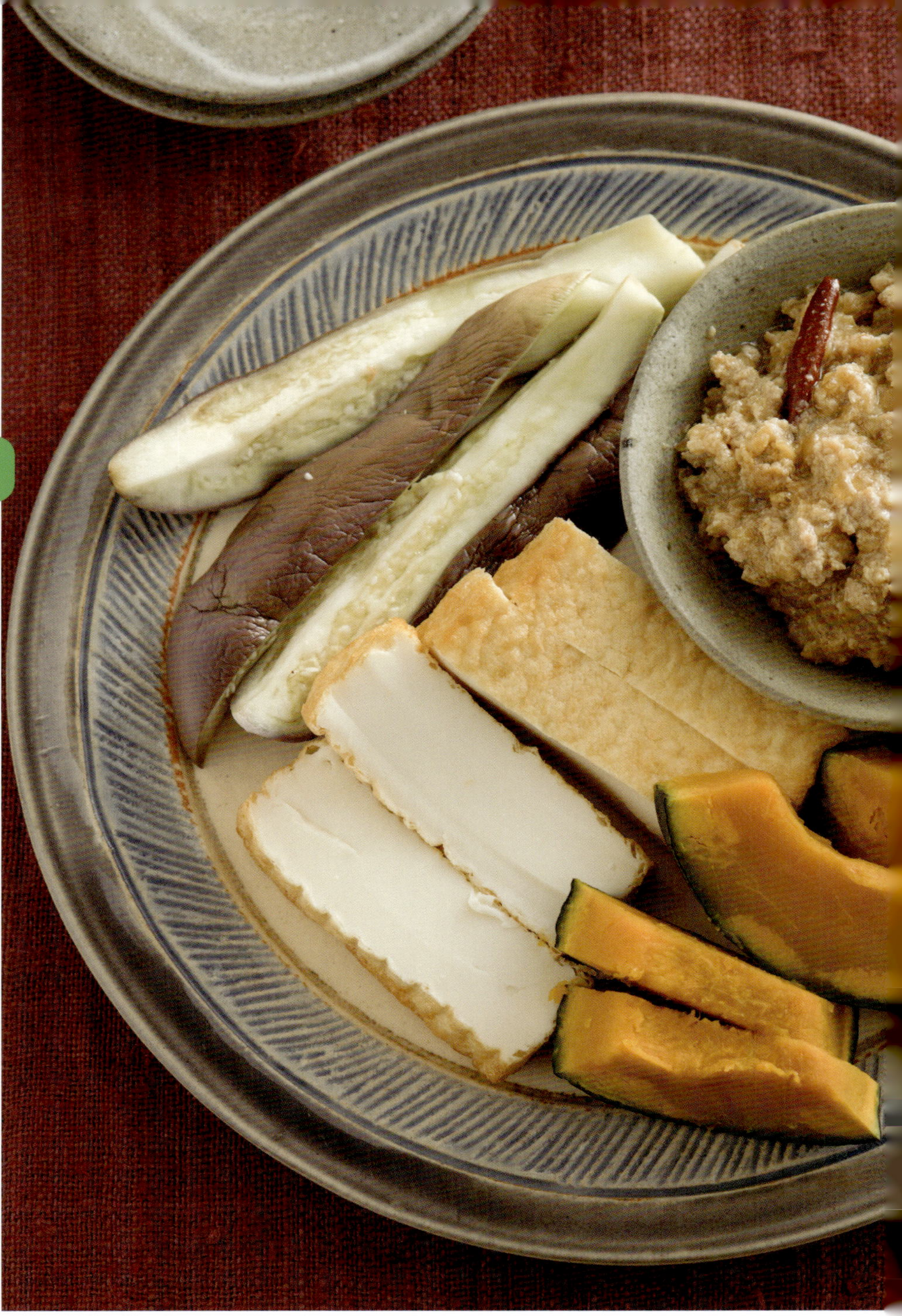

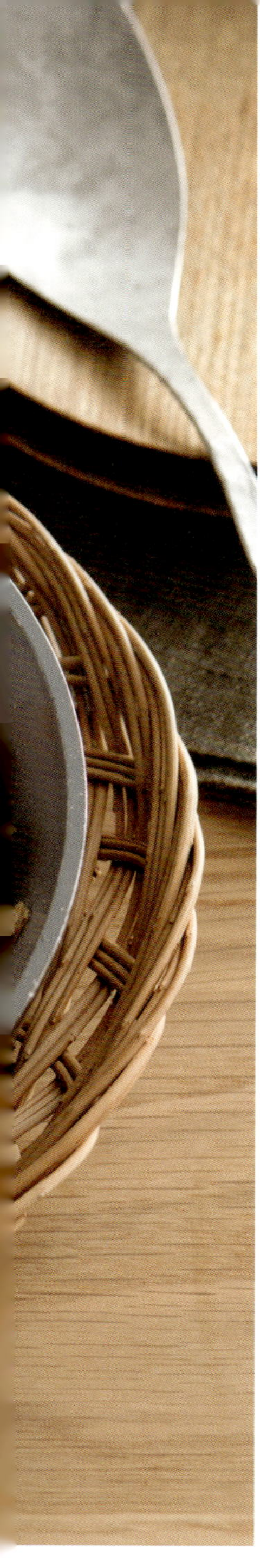

野菜餅

半端な野菜など冷蔵庫の残り物を
手軽に使い切れて、昼ごはんにおすすめ

材料　2人分

切り餅…3切れ
大根…150g
にんじん…3㎝
長ねぎ…½本
ちりめんじゃこ…適量
ピザ用チーズ…50〜100g

A
- 鶏がらスープの素(顆粒)…小さじ1
- こしょう…少々

削り節…小1パック(1.5g)
青のり…適量
しょうゆ…小さじ1
サラダ油…少々

作り方

1. 餅は長さを半分に切り、厚みも半分に切る。
2. 大根、にんじんは短冊切りにし、長ねぎは斜め切りにする。
3. フライパンに油を熱し、大根とにんじんをさっと炒めて**A**をふる。その上に**1**と長ねぎをのせ、ちりめんじゃことチーズを全体に散らす。ふたをして、弱めの中火で5〜6分、餅がやわらかくなるまで蒸し焼きにする。
4. 野菜と餅がやわらかくなったら、削り節と青のりを散らし、しょうゆをたらす。

冷蔵庫の残り野菜を一掃できる堀江家のド定番。
芋系を使うときは事前にレンチンしておくこと。
大根やキャベツ、白菜など
水分多めの野菜を必ず入れるのがおすすめ。
餅がすべてをつなぎ合わせてくれます

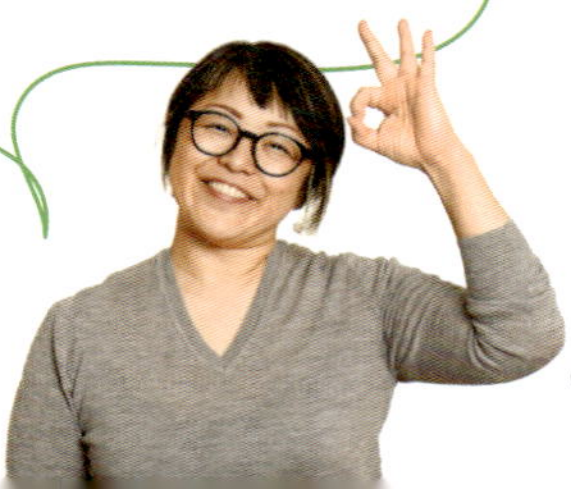

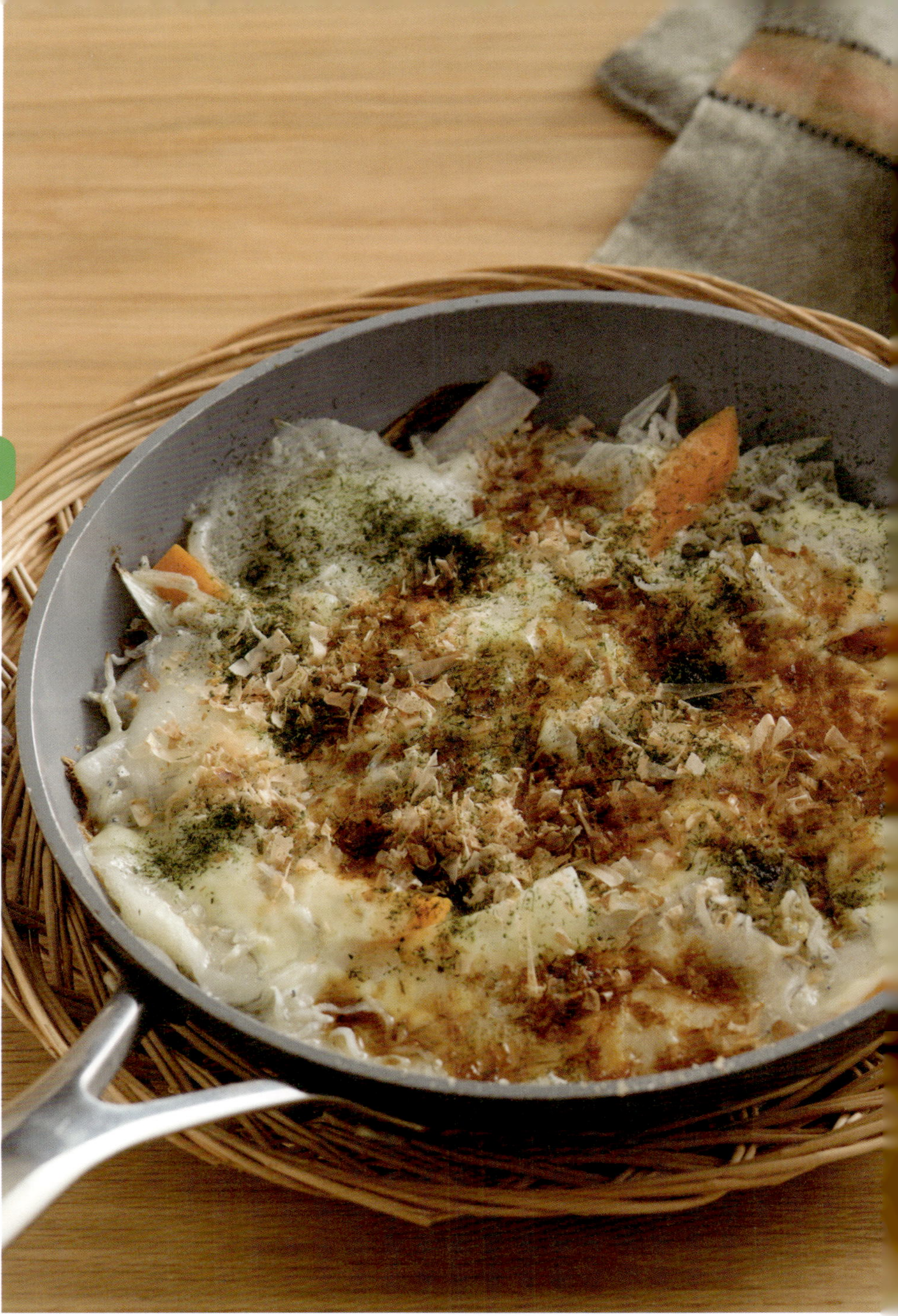

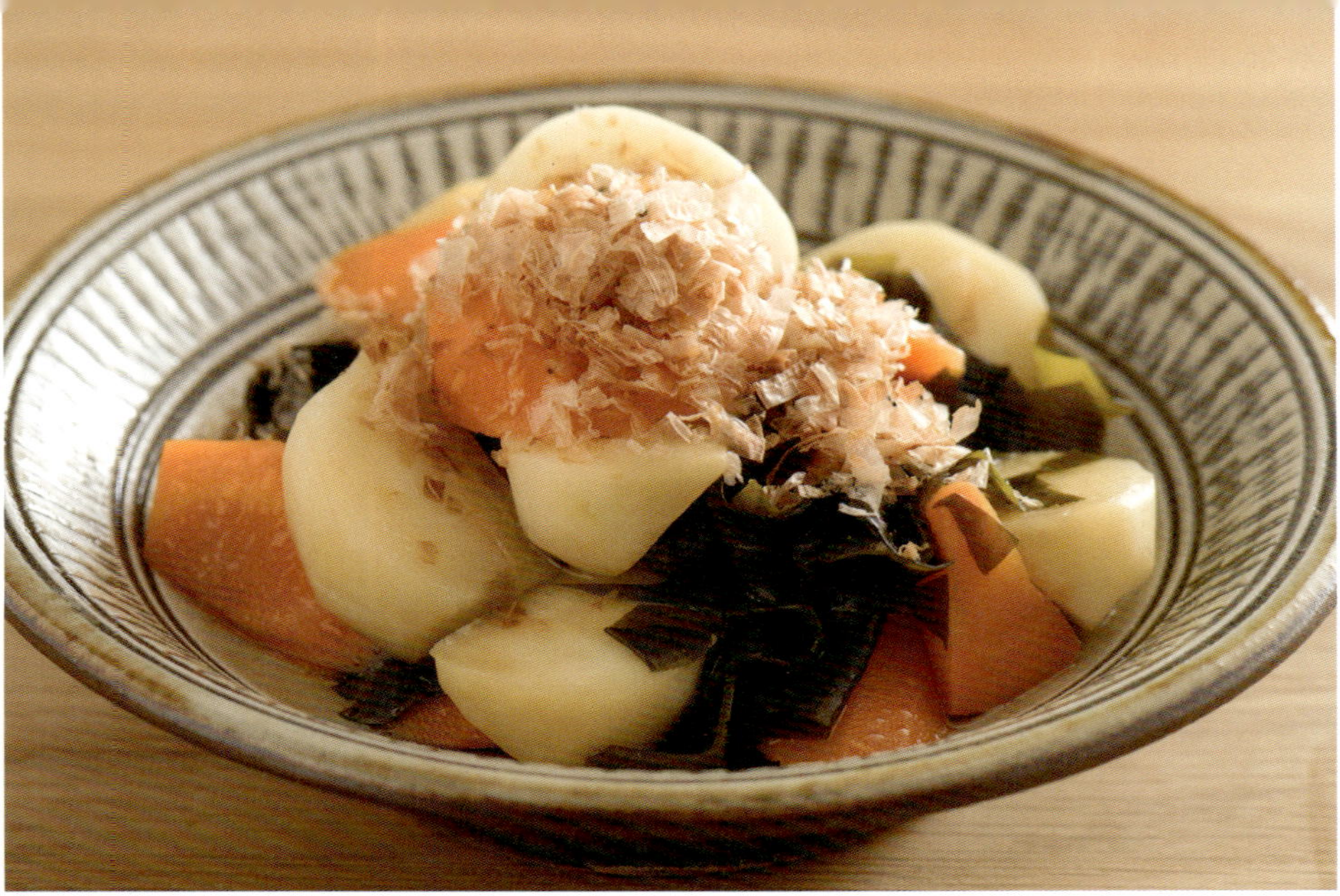

にんじんとわかめの和風サラダ

食物繊維が豊富なわかめがドレッシングを吸収し、
野菜がたくさんたべられます

材料　2～3人分

にんじん…1本
かぶ…2個
わかめ(戻したもの)…30g
削り節…小1パック(1.5g)
〔 ドレッシング 〕
・しょうゆ、酢、サラダ油
　…各大さじ1

作り方

1. にんじんは皮をむき、乱切りにする。かぶも皮をむいて縦6等分に切る。
2. にんじんを水からかためにゆでる。途中でかぶを加え、ひと煮立ちしたら火を止め、そのまま2～3分おく。
3. わかめを食べやすく切ってざるに広げ、その上に**2**を湯ごとあけて水けをきる。
4. **3**をボウルに入れてドレッシングの材料を加えて混ぜ、器に盛って削り節をかける。

ドレッシングを吸ったわかめが野菜にからみます。
冷蔵庫で2～3日保存可

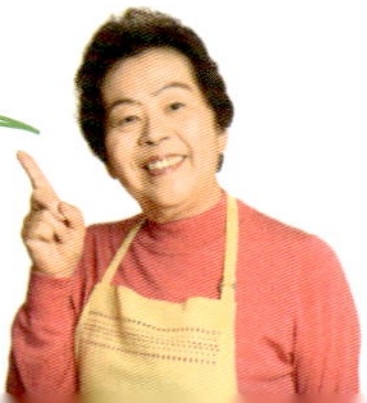

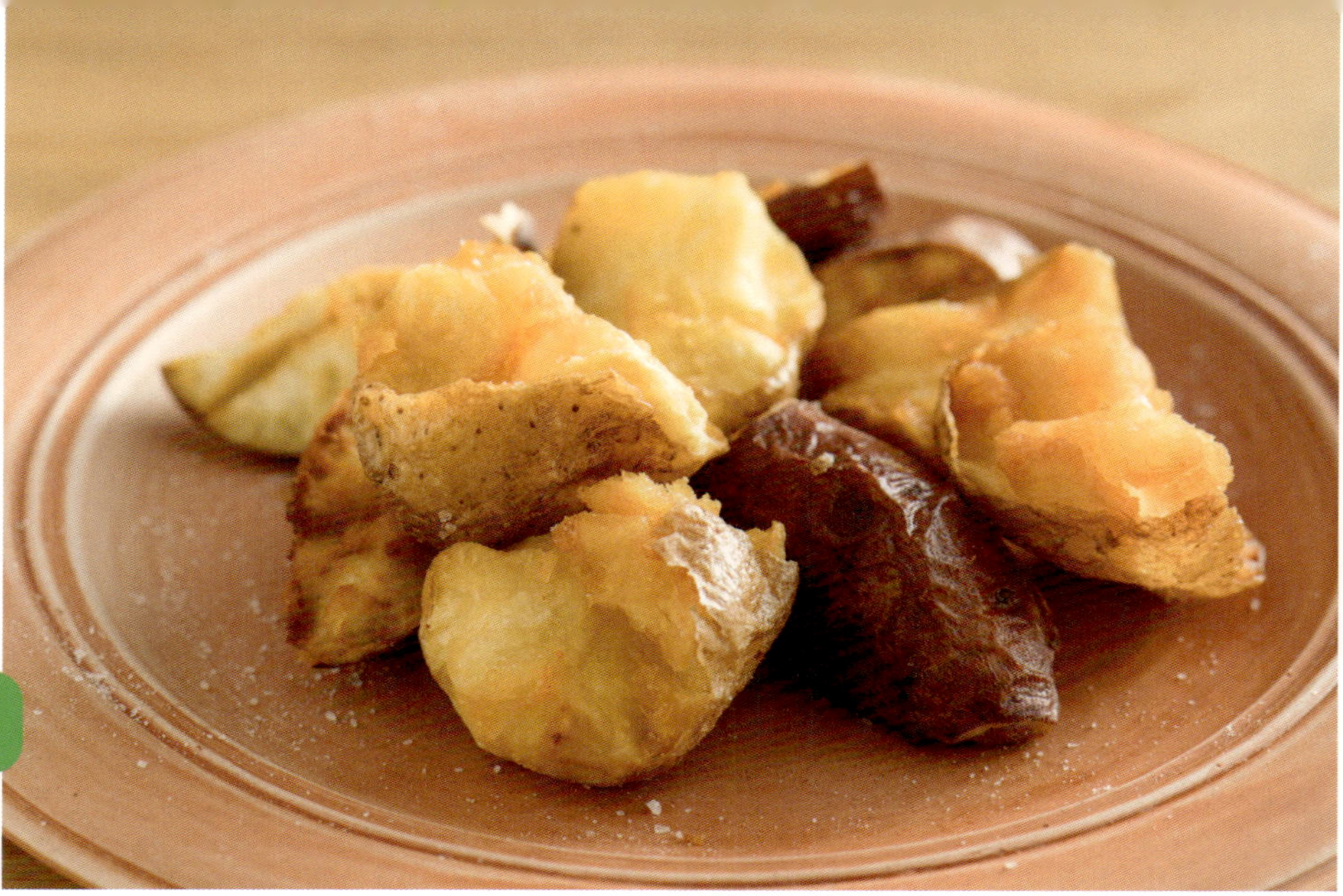

がりがりフライドポテト

芋類のカリウムは体の余計な塩分を排出する作用が。
芋に含まれるビタミンCは熱に強いのが特長です

材料　作りやすい分量

じゃが芋…3個
さつま芋…1本
揚げ油…適量
塩…適量

作り方

1. じゃが芋とさつま芋はきれいに洗う。じゃが芋はラップに包み、さつま芋はキッチンペーパーに包んで水に濡らしてからラップに包む。電子レンジに入れ、100gにつき約2分を目安に加熱する。
2 芋がやわらかくなったら取り出し、冷めたら手で一口大に割る。
3. 鍋に揚げ油を180〜190℃に熱し、芋を入れてカリッとするまで揚げる。油をきって器に盛り、熱いうちに塩をふる。

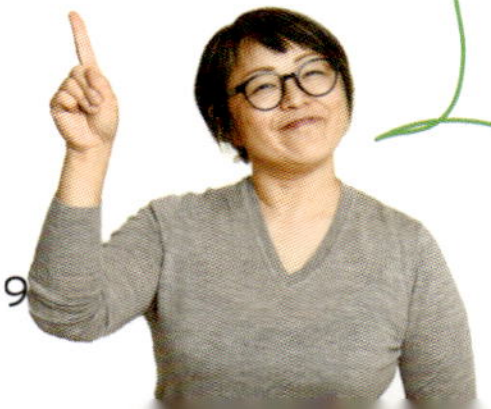

手で割っているからこそがりがりな食感に。
なります。カレー粉をふってもOK

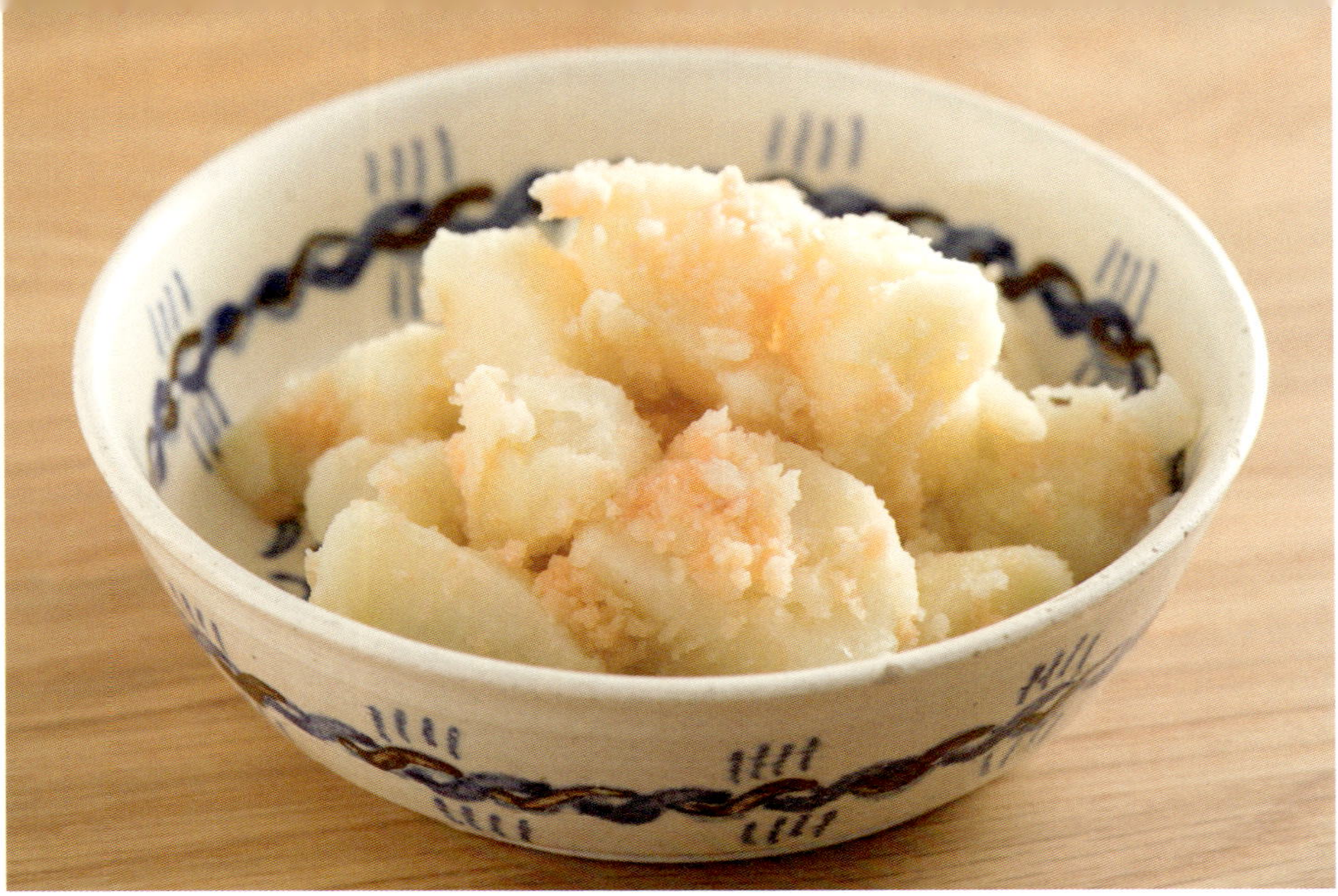

明太ポテト

ビタミンCの多いじゃが芋。
もう一品足りないときにも便利

材料　2人分

じゃが芋…200g
辛子明太子、バター
…各大さじ1

作り方

1. じゃが芋はよく洗い、皮ごとラップで包むか、耐熱容器に入れてラップして、電子レンジで約4分加熱する。やわらかくなったら取り出して、皮をむいて一口大に切る。
2. 明太子は皮に切り目を入れ、包丁の背で身をこそぎ取ってボウルに入れる。バターを合わせて混ぜ、じゃが芋も加えてあえる。

レンチンでできる楽々メニューです。
バターの代わりにごま油と
もみのりをプラスしてもおいしいです

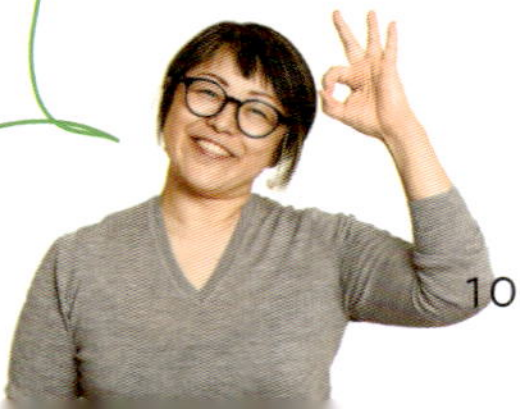

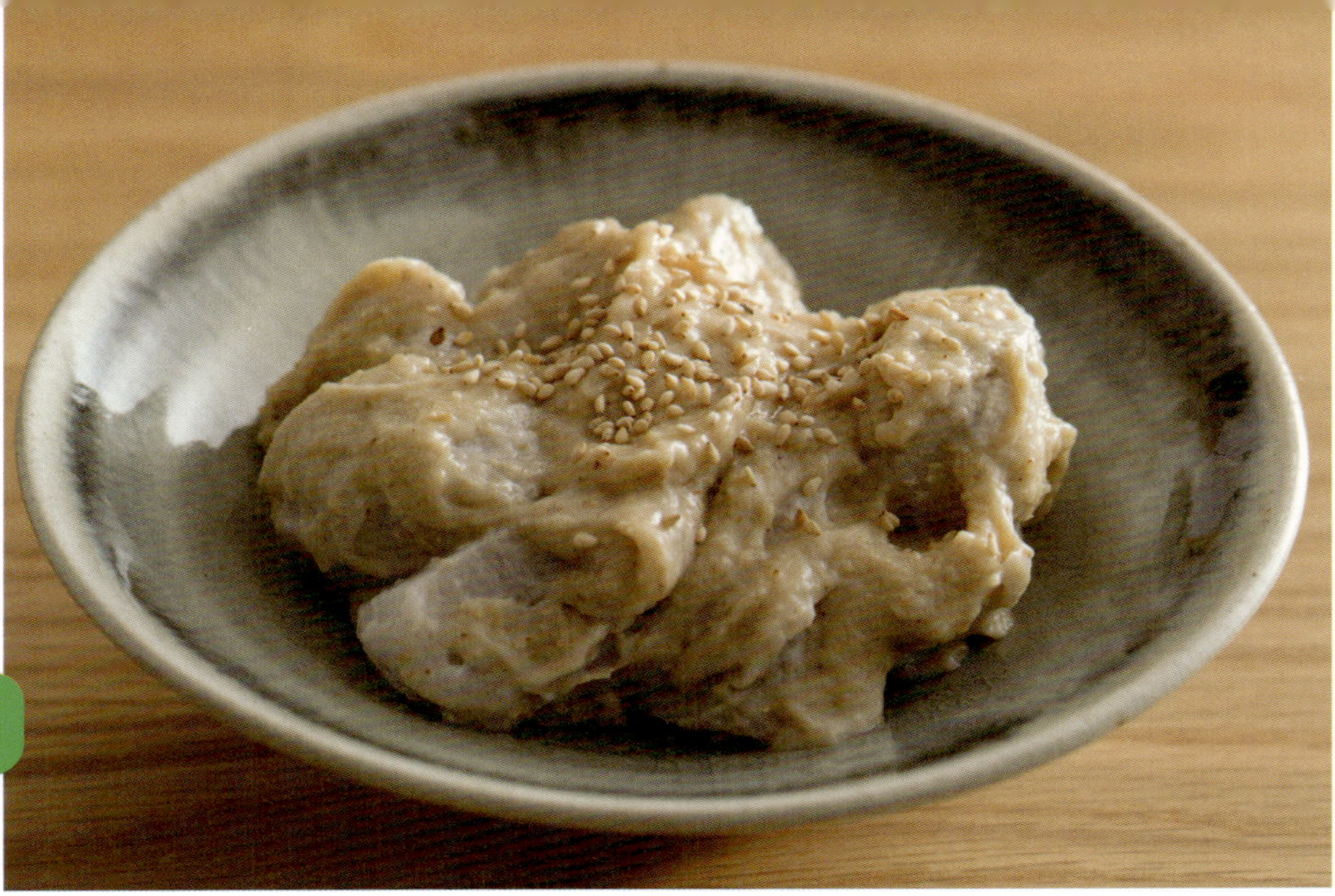

里芋のともあえ

堀江家の故郷・宮崎県の郷土料理。
里芋だけでできて手軽なうえ、これがおいしいのです。

材料　2人分

里芋…200g
A［白すりごま…大さじ1
　　みそ、砂糖…各大さじ1
いり白ごま…適量

作り方

1. 里芋はよく洗い、皮ごとラップで包むか、耐熱容器に入れてラップをし、電子レンジで約4分加熱する。熱いうちに皮をむく。
2. ボウルにAを合わせ、**1**の⅓量も加えてなめらかになるまでつぶし合わせる。
3. 残りの里芋は1㎝の輪切りか半月切りにし、**2**に加えてあえる。器に盛ってごまを散らす。

宮崎県の郷土料理「のたいも」です。
「ぬた芋」が訛って「のたいも」となったみたい。
わたしの祖母から伝わるレシピです

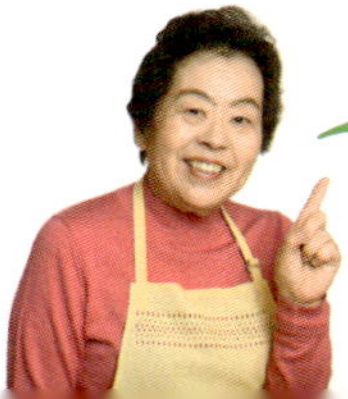

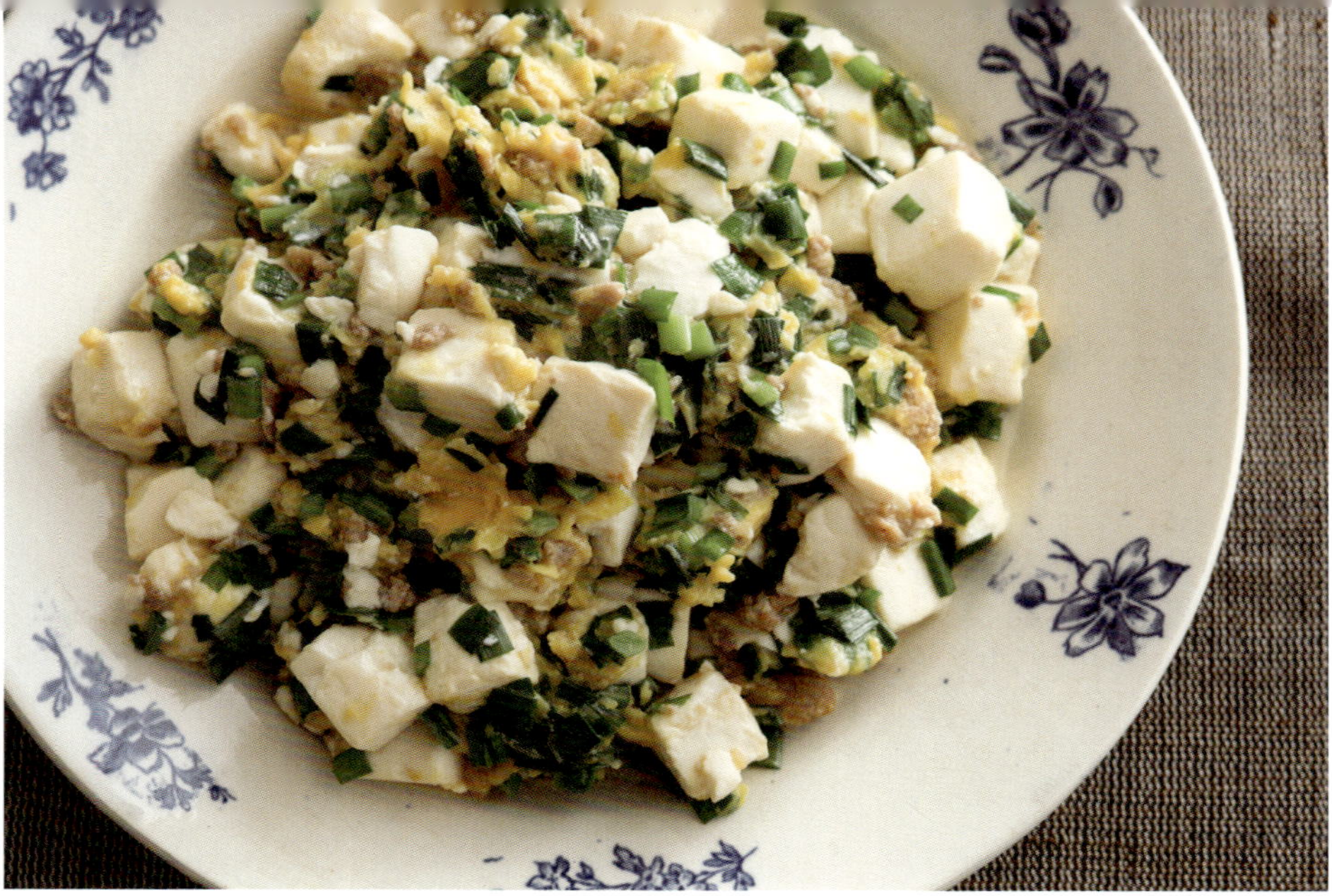

豆腐とにらの炒め煮

植物性と植物性のダブルたんぱく質!
安い、早い、うまいの優秀な家庭料理

材料　**2人分**

木綿豆腐…1丁(300g)
豚ひき肉…50g

にら…½束

A
- 卵…1個
- 片栗粉、水…各大さじ½

B
- しょうゆ…大さじ½
- 砂糖…小さじ1
- しょうがのみじん切り…大さじ½

C
- 鶏がらスープの素(顆粒)…小さじ1
- 酒(紹興酒でもよい)…大さじ1

ごま油…少々

作り方

1. 豆腐は1㎝角に切り、キッチンペーパーを新聞紙にのせた上に広げて水切りする。

2. にらは1㎝長さに切る。

3. Aは片栗粉と水を合わせて溶き、卵を加えてよく混ぜる。

4. フライパンにひき肉とBを入れて中火にかけ、肉がパラパラになるまで炒める。**1**と**C**を加えて2〜3分炒め煮する。**2**も加えてひと混ぜし、**3**をよく混ぜて加え、火を通す。最後にごま油をまわし入れる。

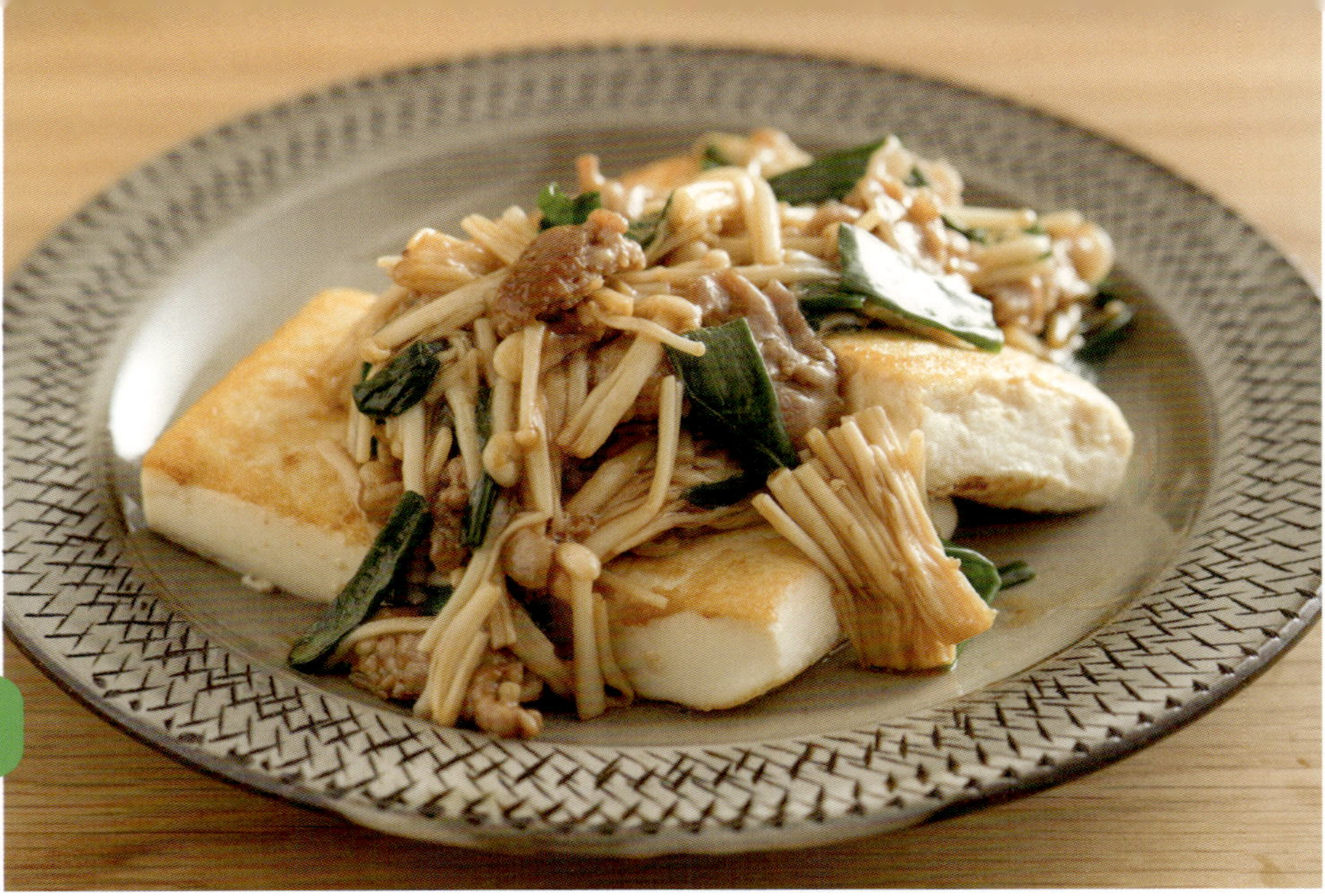

豆腐のステーキ

堀江家で「今日はステーキよ」と言われたらこれ!
肉入りの野菜あんをかけて栄養バランスもよく

材料　2人分

木綿豆腐…1丁(300g)
豚肉…50〜100g
細ねぎ…½束
えのき茸…1袋
しょうゆ…少々
A［しょうゆ…大さじ1
　 酒、だし汁…各大さじ½
片栗粉…小さじ1
サラダ油…大さじ1

作り方

1. 豆腐は長さを半分に切って、厚みも半分に切る。キッチンペーパーを敷いた新聞紙にのせて水きりし、両面にしょうゆをまぶして紙の上においておく。
2. 豚肉は細切りにし、細ねぎは3㎝長さに切る。えのき茸は石づきを取り、長さを2〜3等分に切る。
3. 油を熱したフライパンに豆腐を入れ、中火でこんがり焼いて器に盛る。
4. 同じフライパンに豚肉を入れて炒め、万能ねぎとえのき茸も加えて炒める。Aをよく混ぜて加え、とろみがついたら**3**にかける。

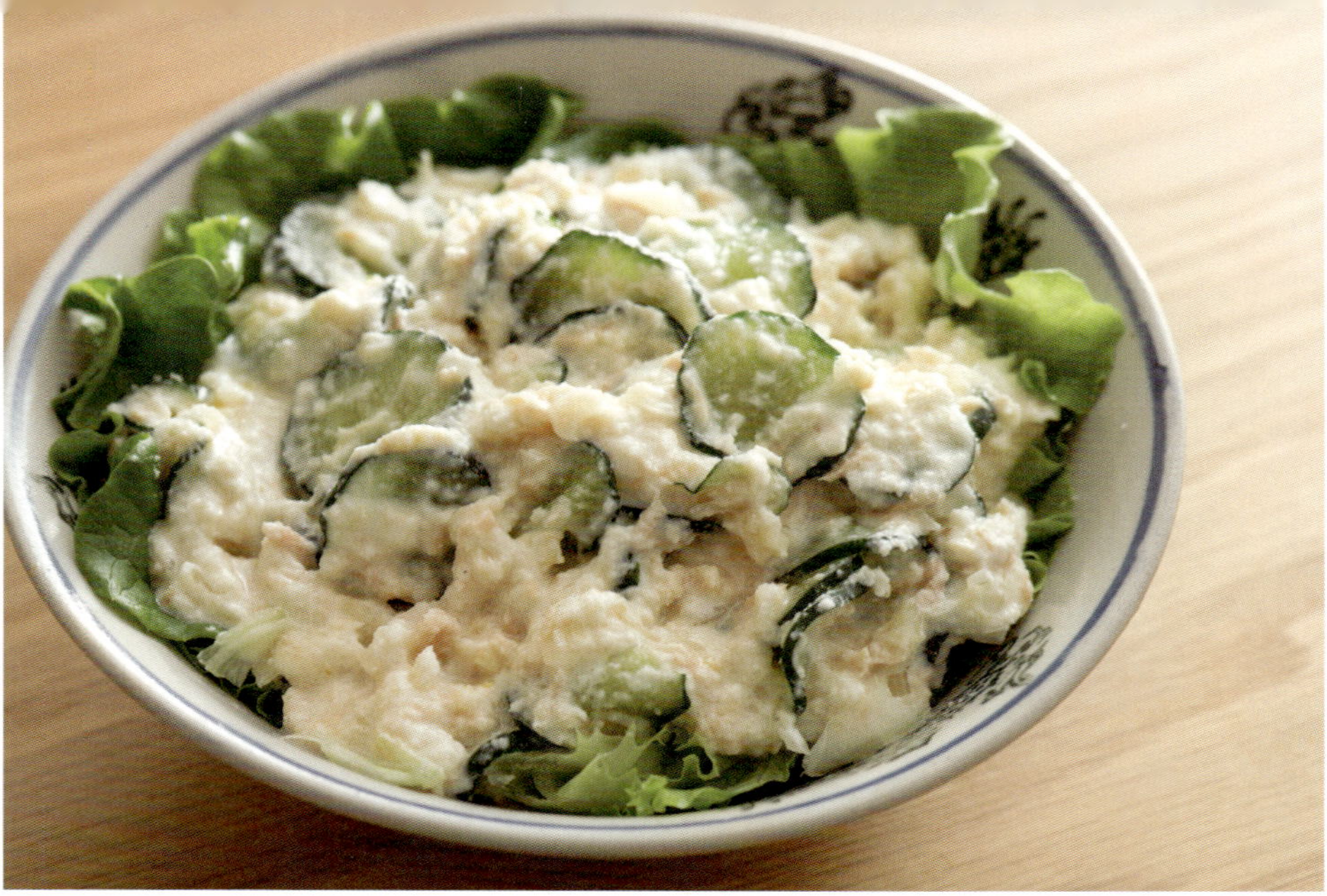

おからサラダ

食物繊維豊富なおからは腸活にとても有効。
サラダにすると調理も簡単で、ポテトサラダ風に

材料　2人分

おから…50g
きゅうり…1本
ツナ水煮缶…小½〜1缶
らっきょう…3粒
A
- プレーンヨーグルト…大さじ3
- マヨネーズ…大さじ2
- 砂糖…小さじ½
- 塩、こしょう…各少々

サラダ菜…適宜

作り方

1. おからは耐熱皿に広げ、ラップをしないで電子レンジで約1分加熱する。
2. きゅうりは薄切りに、塩小さじ⅓（分量外）をまぶしてしばらくおき、しんなりしたら水けを絞る。らっきょうは粗みじん切りにする
3. **1**をボウルに入れ、汁けをきったツナ、**2**と**A**を加えてよく混ぜる。サラダ菜を敷いた器に盛る。

腸を活性化させる「腸活」には、
豆腐よりもおからの方が断然おすすめです。

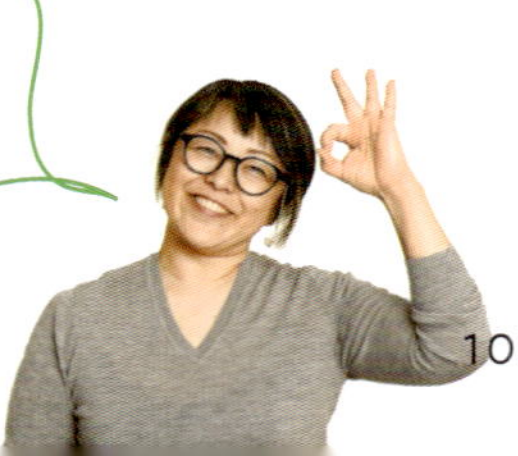

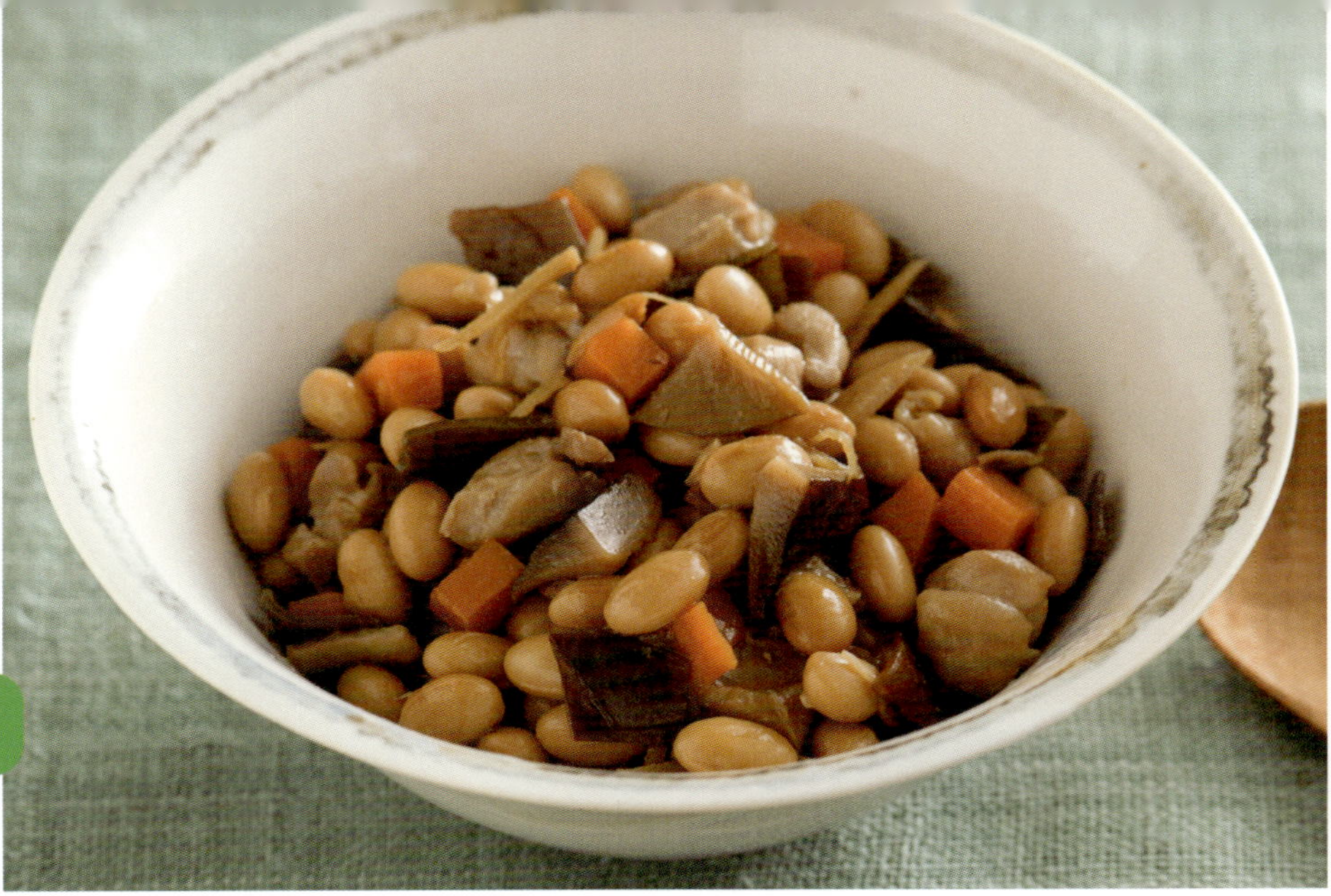

五目豆

王道の煮物。蒸し大豆を使うからお手軽です。
緑黄色野菜やごぼうを入れて食物繊維も豊富

材料　2人分

蒸し大豆（ドライパック）…100g
鶏もも肉…50〜100g
にんじん…30g
しょうが…1かけ
干ししいたけ…1枚
昆布…3㎝
干ししいたけの戻し汁
…カップ¾
A［しょうゆ、酒、砂糖、みりん…各小さじ2

作り方

1. 干ししいたけと昆布は水カップ1（分量外）につけて戻す。戻し汁は取っておく。
2. 干ししいたけと昆布はやわらかくなったら1㎝角に切り、鶏肉、にんじんも1㎝角に切る。しょうがはせん切りにする。
3. 鍋に大豆と**2**を入れ、戻し汁も加えて中火にかける。10分くらい煮たら、Aを加えてさらに10分ほど煮て味を含ませる。

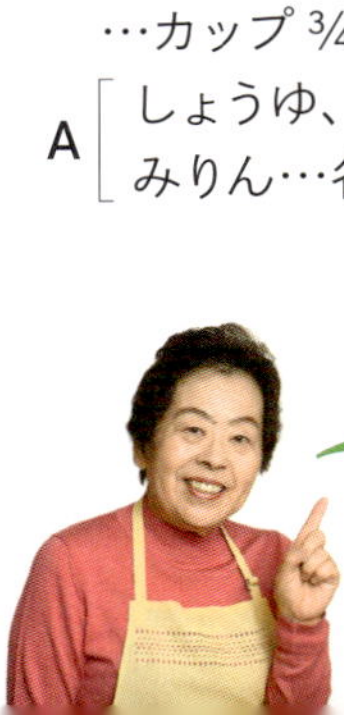

堀江家では、思いついたときに作っている定番。
「あるといいな」な一品。

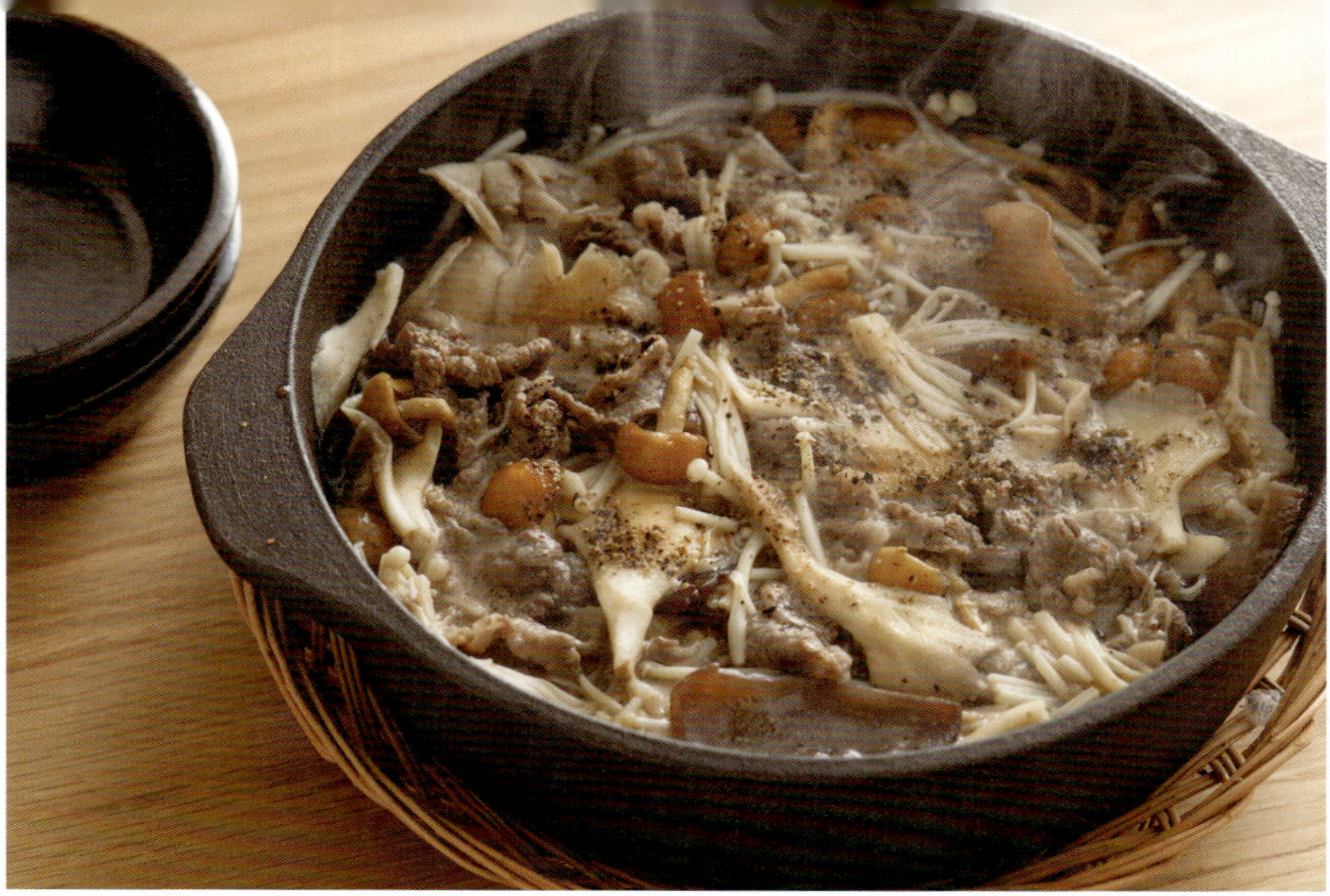

きのこ鍋

韓国で習ったメニュー。手軽に焼肉のたれで
味つけしています。鉄分が豊富な牛肉入り

材料　2～3人分

エリンギ、舞茸、えのき茸、なめこ、きくらげなど好みのきのこ…合わせて500g

A
- ごま油…大さじ1
- 塩…小さじ¼

牛切り落とし肉…150g

焼き肉のたれ(市販品)…大さじ2

B
- コンソメ(顆粒)…小さじ1
- 水…カップ1と½

しょうゆ、こしょう…各少々

作り方

1. きのこはそれぞれ石づきを取り、食べやすく切る。土鍋に入れてAをまぶす。
2. 牛肉は一口大に切り、焼き肉のたれをもみ込む。
3. きのこの上に牛肉を何か所かにまとめて入れ、Bを加えてふたをして火にかける。煮立ってきたら肉をほぐし、火が通ったらしょうゆとこしょうで味を調える。

きのこばんざい!!　私が韓国で習ってきた鍋料理。
なめこを入れると、とろみが出ておいしくなります。

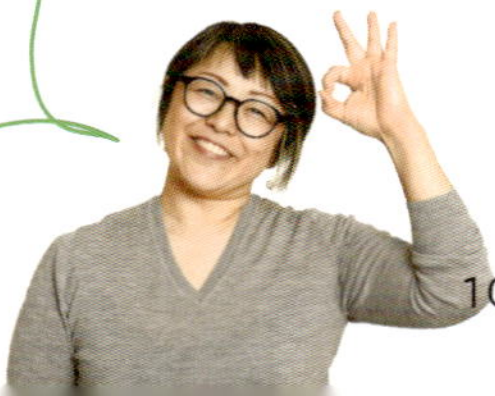

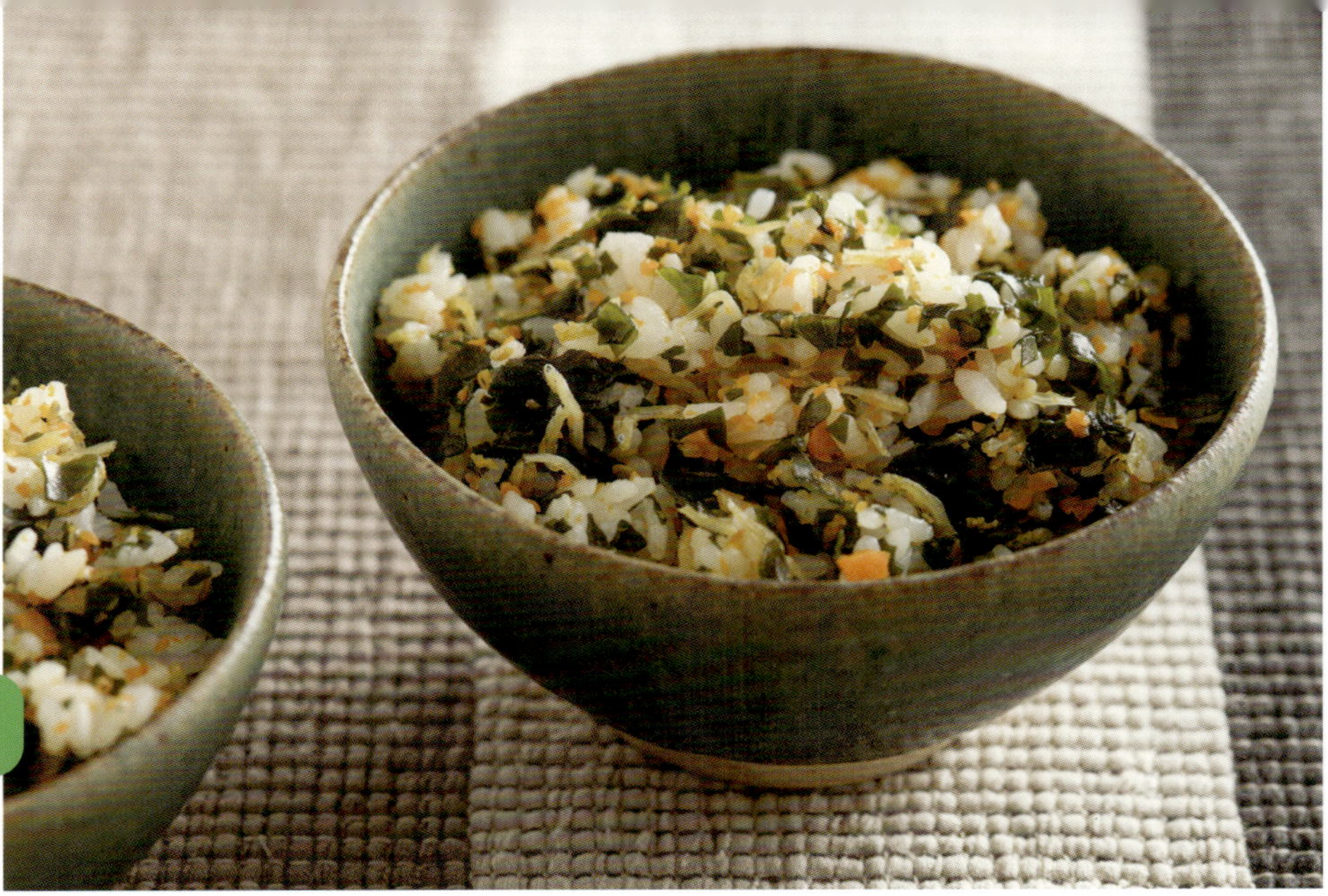

わかめご飯

食物繊維たっぷりな海藻類をご飯に混ぜて。
わかめご飯の素は卵焼きに入れたり、応用可能

材料　4人分

わかめ（戻したもの）…100g
にんじん…100g
しょうがのみじん切り
…大さじ1
ちりめんじゃこ…カップ½
白いりごま…大さじ2
A［しょうゆ…大さじ1
　だし汁、酒…各大さじ2
サラダ油…大さじ1
ご飯…2合

作り方

1. わかめとにんじんはみじん切りにする。
2. 鍋に油を引いて中火で熱し、しょうがを入れて炒める。香りが立ったら、**1**とちりめんじゃこを加えて炒める。しんなりしたら、**A**を加えて味つけし、汁けがなくなるまで混ぜながら炒め煮にする。
3. **2**をご飯に混ぜ、ごまを手でひねりながら加え、さっくりと混ぜ合わせる。

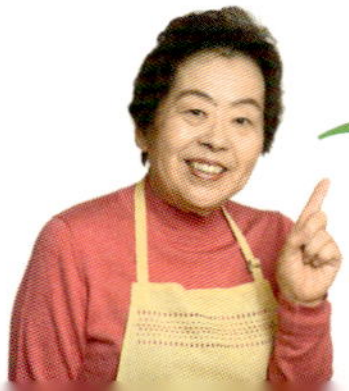

保存容器に入れて冷蔵庫で4～5日はもちます。
海藻を気軽に食べられる一品です

野菜を飽きずにおいしく食べる！
堀江家定番味変たれ

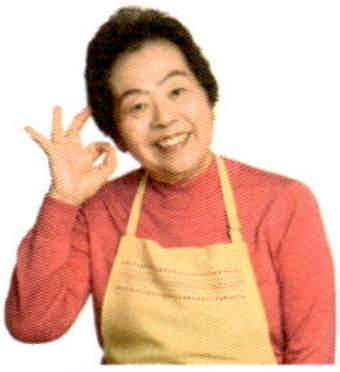

毎日野菜をたっぷり食べたいけれど、同じ味では飽きてしまう。そんなときに役立つたれやドレッシングをご紹介。材料を混ぜるだけ。「あと一品」の副菜に、レンチンしたキャベツやさっとゆでたほうれんそう、他にもにんじんやいんげん、ブロッコリーなど好みの野菜をゆでて、その日の気分のたれやドレッシングであえるだけ。ゆでるのもめんどうなら、生で食べられる野菜を切ってあえるだけでもいいんです。味のバリエーションが広がり、毎日の献立を考えるのもラクになります。

※たれ、ドレッシングの材料の分量は大まかな目安です。
野菜の量に合わせて、比率を守って調整してください。

からしあえ

練りからし…小さじ1
しょうゆ…大さじ1と½
だし汁…大さじ1と½
みりん…大さじ½

梅だれ

梅肉…大さじ1と½
しょうゆ…小さじ1
みりん…大さじ½
だし汁…大さじ1

ごまだれ

すりごま…大さじ2
しょうゆ…大さじ1
砂糖…小さじ2

ごま酢

すりごま…大さじ3
しょうゆ…大さじ1と½
酢…大さじ2
水…大さじ1
砂糖…大さじ1
塩…少々

中華風ごまだれ

すりごま…大さじ1と½
酢…大さじ1
ごま油…大さじ1
しょうゆ…大さじ1
砂糖…小さじ1

ヨーグルトドレッシング

ヨーグルト…大さじ4
砂糖…小さじ1
塩…少々
オリーブオイル…大さじ½

しょうがドレッシング

酢…大さじ1
サラダ油…大さじ1
しょうゆ…大さじ1
しょうが(すりおろす)…小さじ1

ハニーマスタード

はちみつ…大さじ1
しょうゆ…大さじ1
マスタード…大さじ1
オリーブオイル…大さじ1

みそマヨ

みそ…小さじ2
酢…小さじ1
マヨネーズ…大さじ3

ポン酢マヨ

ポン酢…大さじ2
マヨネーズ…大さじ2

はちみつみそ

みそ…大さじ1
はちみつ…大さじ½

ごまみそ

すりごま…大さじ2
みそ…大さじ2
はちみつ…大さじ1

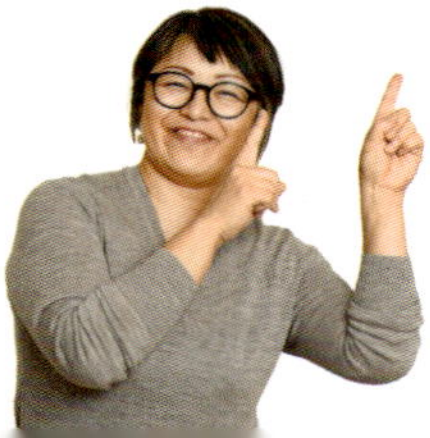

どんな野菜でも
自由に組み合わせをしてOK。
簡単にできるので試してみてね

手間をはぶいてたくさん食べる！
野菜の扱い新ルール

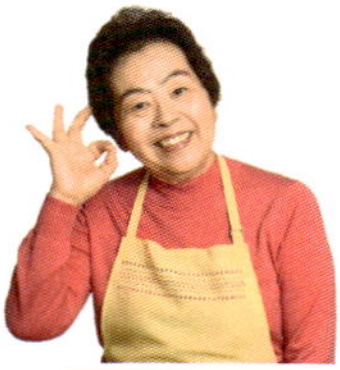

堀江家で、野菜をたっぷり食べるためにしている、時短調理法やおいしさキープする方法を紹介します。「買って帰ってすぐするのはめんどう」と思うことが、実は毎日の献立づくりで、ものすごく便利だったり、ちょっとしたひと手間で、グッとおいしくなったりします。

また、当たり前にしていたことが、実は栄養分を失うことになっていたりします。逆に栄養をキープしようとしたために、食べる機会が減っている野菜も。扱い方を知って、もりもり野菜を食べましょう。

※レンジの加熱時間は600Wのものを使用。500Wなら1.2倍の時間にしてください。
レンジ時間は重さに比例するのでデジタルスケールを使いましょう。

小松菜

生のまま使うことも多いので、洗ってざく切りにして、キッチンペーパーを敷いた保存容器に入れて冷蔵庫へ。

キャベツ

レンチンしておくと展開がラク。サラダやあえものなら目安は100gで1分30秒。炒めもののときは100g30秒レンチンして使うとかさが減りたくさん食べられます。

ほうれんそう

買ったらすぐに水に放ち、よく洗う。特に株元には黒い土がついているので。ほうれんそうは4～5㎝に切って塩をいれずにゆでる。ゆでたら水に取り、ギュっと絞り、乾いたキッチンペーパーを敷いた保存容器に入れて保存。すぐに食べられる状態にしておくのがポイント。

ピーマン

生食するときは水につけてから冷蔵庫に入れておくとパリパリに。おいしさ倍増。

レタス

保存するときは芯に、濡らしたティッシュペーパーをはってポリ袋に入れて冷蔵庫野菜室に。

にんじん

火が通りにくいので、調理前にレンチンする。炒めるときは厚さ5ミリに切り、耐熱皿に少し水を入れて100gにつき2分ほど加熱後、調理。

ごぼう

水で洗って泥を落とし、切ったら水に浸けない。その方が香りがよい。あくは大切な栄養分ポリフェノールなので、堀江家ではあく抜きをしない。

大根

レンチンしておくと味が入りやすい。大根おろしは、酢を少し入れるとビタミンCがこわれるのを防げ、味も変わらない。

芋類

レンジで加熱することで調理時間を短縮。皮ごとラップに包んで100g 2分レンチン。レンチン後に皮をむく。

切り干し大根

冷蔵庫の野菜室で保存する。戻すときは水の中でもみ洗いしてざるにあげて5分おく。栄養が抜けず、甘みも残りおいしい。

かぼちゃ

種とわたを取り、耐熱皿にのせ、ラップをふんわりかけて100g 2分レンジで加熱してから調理。皮がやわらかくなり切り分けやすく、調理時間も短くなる。

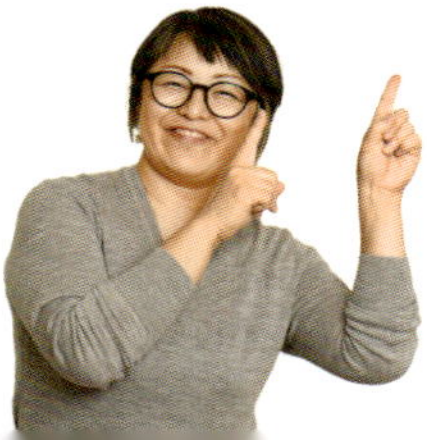

レンチン活用で調理時間が時短できると
毎日の食事づくりがラクになるよ

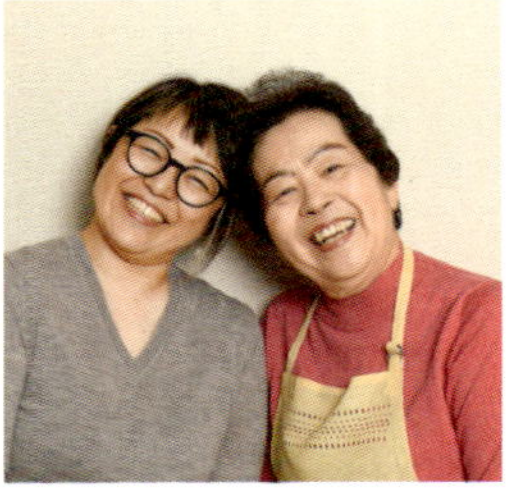

堀江ひろ子 ほりえ・ひろこ（写真右）

1947年宮崎県生まれ。栄養士・料理研究家。日本女子大学家政学部食物学科卒業。母、堀江泰子さんも料理研究家。ＮＨＫ「きょうの料理」などテレビでの料理講師として活躍するほか、著書多数。娘・さわこさんとの共著に『おいしい味付け　1：1：1の便利帖』（池田書店）『100歳まで元気でボケない食事術』（主婦の友社）などがある。

ほりえさわこ（写真左）

1973年東京都生まれ。栄養士・料理研究家。女子栄養大学卒業。祖母・泰子さん、母・ひろ子さんともに料理研究家という家庭に育つ。イタリア、韓国での料理修業を経て、ＮＨＫ「きょうの料理」の講師をはじめ、企業や広告でのレシピ開発、調理指導と幅広く活躍。料理ユニット「あすまるさんキッチン」で、もったいないをおいしいに変える、という農業支援のプロジェクトでも活動している。著書に『フリージング離乳食─１週間ラクラク』『ちょこっと仕込みで即ウマごはん』（ともに主婦の友社）『ＮＨＫ「きょうの料理ビギナーズ」ブック　ハツ江おばあちゃんの電子レンジでラクラクごはん』（ＮＨＫ出版）などがある。

栄養《えいよう》を逃《の》がさず吸収《きゅうしゅう》できる
食《た》べ合《あ》わせ黄金《おうごん》の法則《ほうそく》

2025年4月8日　第1刷発行

著　者　堀江《ほりえ》ひろ子《こ》・ほりえさわこ
発行者　清田則子
発行所　株式会社講談社
〒112-8001　東京都文京区音羽2-12-21
販　売　TEL 03-5395-5817
業　務　TEL 03-5395-3615
編　集　株式会社講談社エディトリアル
代　表　堺　公江
〒112-0013　東京都文京区音羽1-17-18　護国寺ＳＩＡビル６Ｆ
編集部　TEL 03-5319-2171
印刷所　株式会社DNP出版プロダクツ
製本所　株式会社加藤製本

KODANSHA

写真　嶋田礼奈（本社写真部）
デザイン　河村かおり（yd）
スタイリング　久保百合子
編集協力　内田いつ子

ISBN978-4-06-538187-8